Dr. med. Eberhard J. Wormer

TINNITUS

Erste Hilfe bei Ohrgeräuschen
Kompakt-Ratgeber

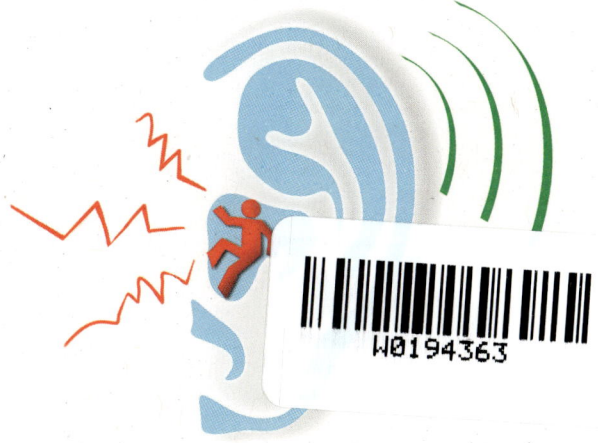

Haben Sie Fragen an Dr. med. Eberhard J. Wormer?
Anregungen zum Buch?
Erfahrungen, die Sie mit anderen teilen möchten?

Nutzen Sie unser Internetforum:
www.mankau-verlag.de

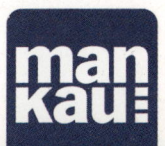

Impressum

Bibliografische Information der Deutschen Nationalbibliothek
Die Deutsche Nationalbibliothek verzeichnet diese Publikation in der
Deutschen Nationalbibliografie; detaillierte bibliografische Daten sind
im Internet über http://dnb.d-nb.de abrufbar.

Dr. med. Eberhard J. Wormer
Tinnitus
Erste Hilfe bei Ohrgeräuschen
Kompakt-Ratgeber
ISBN 978-3-86374-275-1
1. Auflage Mai 2016

Mankau Verlag GmbH
Postfach 13 22, D-82413 Murnau a. Staffelsee
Im Netz: www.mankau-verlag.de
Internetforum: www.mankau-verlag.de/forum

Redaktion: Julia Feldbaum, Augsburg
Endkorrektorat: Susanne Langer M. A., Traunstein
Cover/Umschlag: Andrea Barth, Guter Punkt GmbH & Co. KG, München
Layout: X-Design, München
Satz und Gestaltung: Lydia Kühn, Aix-en-Provence, Frankreich
Energ. Beratung: Gerhard Albustin, Raum & Form, Winhöring

Abbildungen/Fotos: apfelweile - Fotolia.com (4, 5, 10/11); tashatuvango - Fotolia.
com (5, 64/65); Laurent Hamels - Fotolia.com (7); DOC RABE Media - Fotolia.com
(8); Hieronymus Bosch / Wikimedia Commons / Public Domain (13); bilderzwerg
- Fotolia.com (15, 25); en-user Oarih / CC-BY-SA-3.0 (21); RAM - Fotolia.com (23);
wornue - Fotolia.com (29); Alexander Raths - Fotolia.com (49); rdnzl - Fotolia.com
(74); aerogondo - Fotolia.com (92); blende40 - Fotolia.com (107)

Druck: Westermann Druck Zwickau GmbH, Zwickau/Sachsen

»Ich bin ein Öko-Buch!«
Das im Innenteil eingesetzte EnviroTop-Recyclingpapier wird ohne zusätzliche
Bleiche, ohne optische Aufheller und ohne Strichauftrag produziert. Es besteht zu
100 % aus recyceltem Altpapier und entstammt einer CO_2-neutralen Produktion.
Das Papier trägt das Umweltzeichen »Der blaue Engel«.

Hinweis für die Leser:
Der Autor hat bei der Erstellung dieses Buches Informationen und Ratschläge mit
Sorgfalt recherchiert und geprüft, dennoch erfolgen alle Angaben ohne Gewähr.
Verlag und Autor können keinerlei Haftung für etwaige Schäden oder Nachteile über-
nehmen, die sich aus der praktischen Umsetzung der in diesem Buch vorgestellten
Anwendungen ergeben. Bitte respektieren Sie die Grenzen der Selbstbehandlung und
suchen Sie bei Erkrankungen einen erfahrenen Arzt oder Heilpraktiker auf.

Vorwort

Tinnitus aurium kann akut oder chronisch auftreten. Er zeigt sich auf verschiedene Arten – quietschend, pfeifend, klopfend oder rauschend, laut oder leise – und wird in der Regel rein subjektiv empfunden. Ohrgeräusche können den Alltag enorm beeinflussen und Betroffene an den Rand der Verzweiflung bringen.

Es gibt eine ganze Reihe von Möglichkeiten, dem nervtötenden »Mann im Ohr« zu begegnen und ihn in seine Schranken zu weisen. Neben medizinischer Hilfe und verschiedenen Therapieansätzen sind es Geduld und der Glaube an die eigene Kraft, die es zu stärken gilt. Gehen Sie Ihr Problem an, und lassen Sie sich nicht entmutigen!

Dr. med. Eberhard J. Wormer

Inhalt

Was tun gegen den Tinnitus? 65

Einleitung

Sie sind penetrant und meist unerträglich. Die Rede ist von Störgeräuschen im Ohr, die Sie auf Schritt und Tritt als lästige, ermüdende und einfallslose Klanginstallation im Kopf ertragen müssen. Die Diagnose lautet: Tinnitus. Er ist urplötzlich aufgetreten und nistet sich dann hartnäckig im Kopf ein. So ergeht es vielen Menschen. Tinnitus hat sich offenbar in den letzten Jahrzehnten in epidemischem Maßstab ausgebreitet, in Industrie- und Schwellenländern gleichermaßen, weltweit.

Ist Tinnitus eine Art »Globalisierungserkrankung«? Oder die unüberhörbare Antwort der gestressten Seele auf allgegenwärtigen Lärm, auf den Verlust von Sicherheit, Geborgenheit und Sinnlichkeit, auf die überzogenen Leistungsanforderungen der technisierten Welt? Ist Tinnitus die verzweifelte Reaktion des menschlichen Körpers auf das ständige Gefühl der Bedrohung und Hilflosigkeit, die er in der Regel wehrlos und ohnmächtig hinnehmen muss?

Ohrgeräusche sind zwar nur ein Symptom, können den Menschen aber auf Dauer durchaus krank machen. Viele Betroffene »arrangieren« sich mit ihrer inneren »Hintergrundmusik«. Andere geraten in den Zustand nackter Verzweiflung oder werden an den Rand des Wahnsinns getrieben. Sie stecken fest im Teufelskreis von Tinnitus, Resignation und Depression. Die Lage erscheint hoffnungslos.

Was ist da los im Kopf? Woher kommen Ohrgeräusche? Wie entsteht Tinnitus? Bekommt man ihn wieder weg oder muss man damit leben? Gibt es wirksame Mittel gegen chronische Ohrgeräusche? Alles ungelöste Fragen, leider. Erschwerend kommt hinzu, dass nur Sie selbst als Betroffener den Tinnitus wahrnehmen, niemand sonst. Glaubt man Ihnen wirklich, dass Sie unter den Dauergeräuschen im Ohr schwer leiden? Oft wird daran gezweifelt, und Ihr Leidensdruck wächst weiter. Am Ende heißt es dann: Da kann man nichts machen. Falsch! Sie können sehr viel tun, um Ihr Leiden in den Griff zu bekommen. Davon handelt dieses Buch.

Das Ohr ist ein kompliziertes Sinnesorgan und der Hörprozess ist noch weitaus komplexer. Das Gehör ist immer eingeschaltet, vom Anfang bis zum Ende des

Leider lassen sich die Ohrgeräusche im Kopf nicht aussperren.

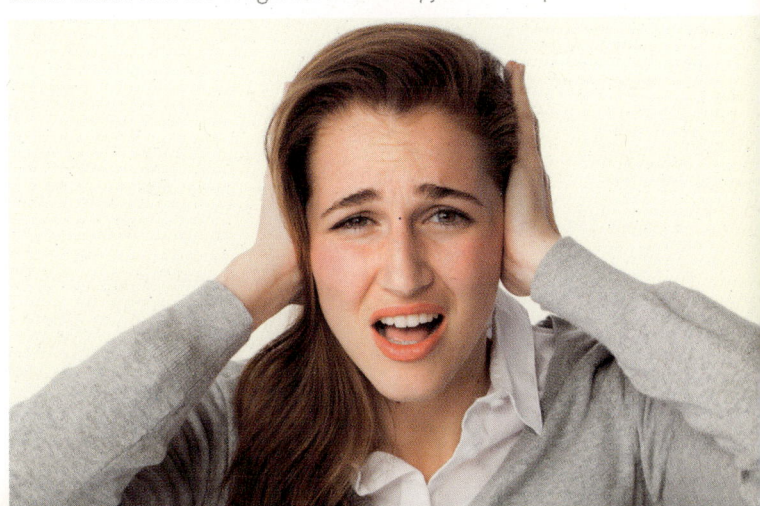

Lebens. Alles, was Sie hören, wird in der Hörschnecke in Nervensignale umgewandelt. Anschließend werden diese Audiosignale zusammen mit den Signalen anderer Sinnesorgane durch hochgradig vernetzte Hirnzentren zur sinnlichen Erfahrung der Welt integriert.

Jenseits der Hörschnecke gibt es keine explizite medizinische Therapie des Tinnitus. Andererseits ist vor allem das unbegrenzte Lernvermögen des Gehirns der Schlüssel zur Lösung des Problems.

Man hat erkannt, dass es darum geht, die Bewertung des Tinnitus zu verändern. Ungewohnte Geräusche werden naturgemäß als bedrohlich empfunden und ziehen Aufmerksamkeit auf sich. Je mehr Aufmerksamkeit Geräusche bekommen, umso größer ist die Gefahr, dass sie

Die Diagnose Tinnitus hinterlässt oft ein großes Fragezeichen bei Betroffenen.

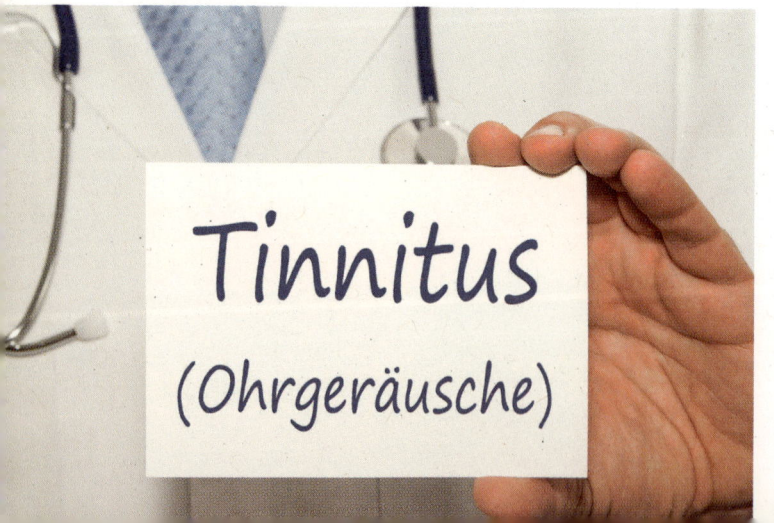

sich als »Tinnitus-Gedächtnis« im Kopf dauerhaft einnisten. Aus diesem Grund besteht die erfolgreichste Strategie darin, sich gewissermaßen an die Ohrgeräusche »zu gewöhnen«. So versuchen Sie, die Bedrohlichkeit und negativen Assoziationen des Tinnitus zu beseitigen. Sie lenken Ihre Aufmerksamkeit vom Ohrgeräusch ab und geben ihm den Status vollkommener Bedeutungslosigkeit. Viele Betroffene profitieren davon, dass sie mit Geduld und Zuversicht ihr Gehirn so »umprogrammiert« haben, dass der Tinnitus keine Rolle mehr spielt, keine Macht mehr über die seelische Verfassung hat – oder sogar verschwindet. In jedem Fall erreichen Sie wieder eine Lebensqualität, die Sie schon verloren glaubten. Erfolgreiche Tinnitus-Therapie bezieht den ganzen Menschen ein: Körper, Psyche und Seele. Sie werden sehen, es lohnt sich, diesen Weg zu gehen.

Der vorliegende kompakte Ratgeber stellt den Tinnitus kurz und knapp und dabei so umfassend und aktuell wie möglich vor. Informationen über die Funktionen des Ohrs und des Gehörs, über das Wesen, die vielseitigen Ursachen, die Diagnose und die Behandlungsoptionen von Ohrgeräuschen sind der erste und wichtigste Schritt zur Bewältigung des Tinnitus-Problems.

Gehen Sie davon aus, dass Sie zu einem neuen, positiven Lebensgefühl zurückfinden und die Lust am Leben wiederentdecken, wenn Sie erleben, dass Sie die Macht besitzen, etwas zu verändern. Es spricht nichts dagegen! Sie können nur gewinnen.

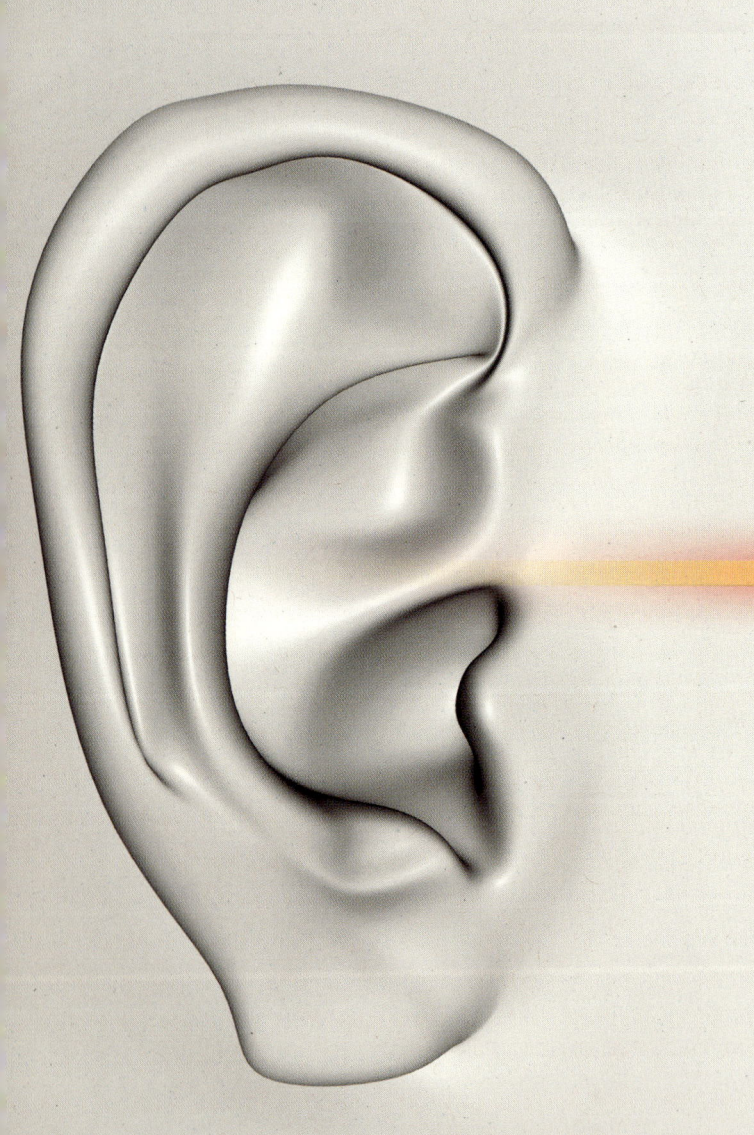

Was ist das, Tinnitus?

Tinnitus ist das Symptom einer veränderten oder gestörten Hörempfindung. Die lästigen Ohrgeräusche werden nur von den Betroffenen wahrgenommen: Brummen, Pfeifen, Zischen, Rauschen, Knacken, Klopfen ... Einen Bezug zu einer äußeren Schallquelle gibt es nicht. Setzen sich die Geräusche dauerhaft im Kopf fest, steigt der Leidensdruck.

Weltmusik

Das Auge führt den Menschen in die Welt – das Ohr
bringt die Welt in den Menschen. In Zeiten der modernen digitalen Bilderflut gerät die Geräuschkulisse unse-
rer Lebenswelt allzu leicht ins Abseits. Bilder dominieren.
Geräusche und Klänge werden nur noch unterschwellig
wahrgenommen. Das bedeutet aber keineswegs, dass
Schallempfindungen wirkungslos bleiben. Im Gegenteil!
Alles, was wir hören, wird in einem komplizierten Klang-
verarbeitungsprozess im Gehirn aufbereitet, bewertet
und mit passenden Gefühlen versehen. Geräusch und
Klang sind Sinnlichkeit pur – eigentlich. Wären da nicht
Lärmemissionen, die einen permanenten körperlichen
Alarmzustand verursachen.

Wir schließen die Augen, und die äußere Bilderwelt
verschwindet. In der Nacht erholt sich das Auge von der
optischen Reizüberflutung tagsüber. Aber das Ohr schläft
nie! Es ist immer in Betrieb, 24 Stunden, rund um die
Uhr, Tag und Nacht, lebenslang. Das Ohr ist das erste und
wichtigste Sinnesorgan des Menschen: Es funktioniert
bereits vor der Geburt, und es schließt die Pforten der
Wahrnehmung ganz zuletzt, wenn das Leben erlischt.
Ja sicher, Lärm ist Leben. Lärm ist aber auch Stör- und
Stressfaktor Nummer eins. Darauf weist die Tatsache
hin, dass immer mehr Menschen von den hartnäckigen
SOS-Morsezeichen eines Tinnitus oder dem Absturz
des Gehörs betroffen sind. Wenn sich lästige Geräusche

im Kopf festsetzen, wird man sie kaum wieder los.
Sind unsere Ohren diesem anflutenden Schall-Tsunami
gewachsen? Eher nicht. Wenn die äußere Klangwelt
chaotisch, laut und lärmend ist, entsteht dann nicht eine
ebensolche irritierende innere Klangwelt – ein Leben
latenter Beunruhigung? Das klingt wahrscheinlich, oder?
Vielleicht sollten wir uns mehr Zeit nehmen, genauer
hinzuhören.
Tinnitus ist keine Erfindung der modernen Zivilisation.
Es hat ihn schon immer gegeben. Das belegen zahlreiche
Beschreibungen von Ohrgeräuschen in literarischen,
künstlerischen, medizinischen und wissenschaftlichen
Werken der vergangenen Jahrhunderte.

Das gepeinigte Ohr in der Hölle, Hieronymus Bosch (1480–1505).

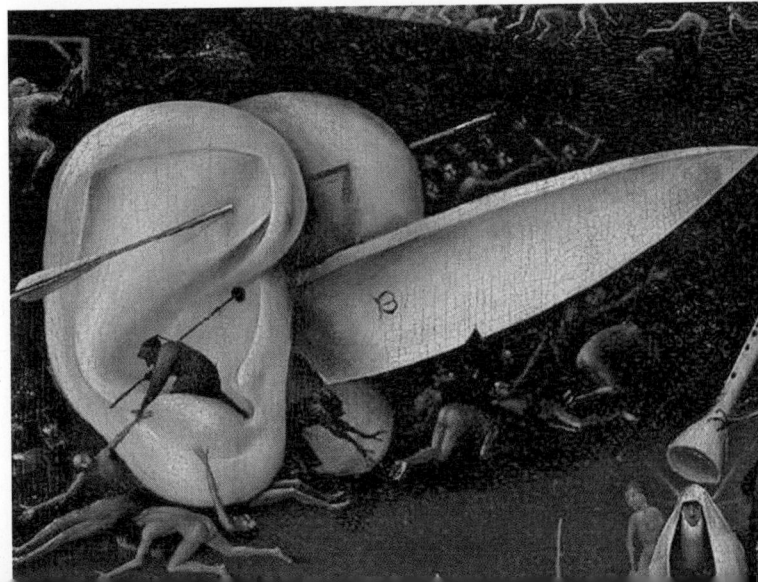

Ohr und Gehör

Das Ohr ist ein faszinierendes Sinnesorgan. Es verwandelt Schallwellen in komplexe Hörempfindungen. Wir können uns im Raum orientieren und verlieren nicht die Balance, weil das Ohr an das Gleichgewichtsorgan gekoppelt ist. Wir können die Richtung und Entfernung von Schallquellen bestimmen, da wir zwei Ohren haben, die den Schall mit Laufzeitdifferenz aufnehmen. Wir können hochaufgelöst Töne und Geräusche wahrnehmen, laut und leise, von sehr tiefen (20 Hz) bis zu sehr hohen Tönen (maximal 20.000 Hz), und wir können uns von der Macht der Musik verzaubern lassen.

Das Ohr besteht aus verschiedenen Komponenten, die Schall aufnehmen, weiterleiten und auf Nervenzellen übertragen. Nach der Umwandlung in elektrische Signale gelangen diese über den Hörnerv zum Gehirn, wo sie in der zentralen Hörbahn in Klangempfindungen verwandelt werden. Der Weg des Schalls verläuft über die Ohrmuschel, den Gehörgang, das Trommelfell, die Gehörknöchelchen, die Hörschnecke und den Hörnerv.

Der periphere Hörapparat

Die Ohren sind die Schallaufnehmer, die »Mikrofone« des Körpers. Jedes Ohr besteht aus dem äußeren Ohr, dem Mittel- und Innenohr. Im Innenohr befindet sich die Hörschnecke, der körpereigene »Tonabnehmer«, in engster Nachbarschaft zum Gleichgewichtsorgan.

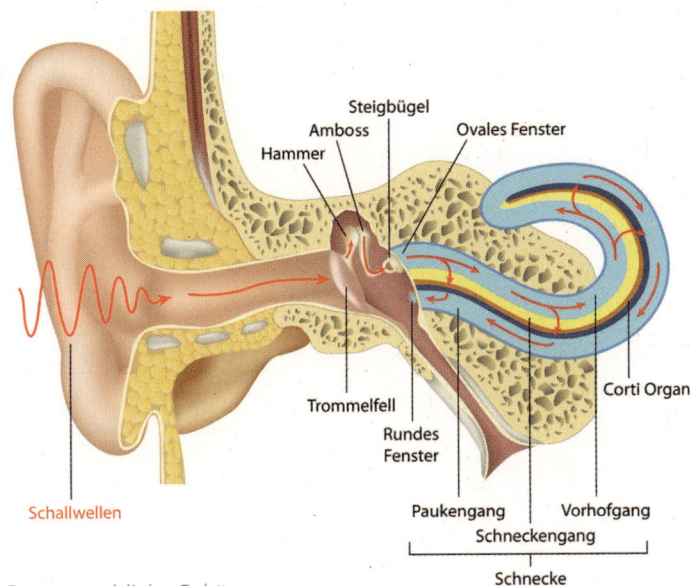

Das menschliche Gehör

Außenohr

Das äußere Ohr umfasst die sichtbare Ohrmuschel, das Ohrläppchen und den äußeren Gehörgang. Das Trommelfell ist die Grenze zwischen Außen- und Mittel-/Innenohr. Da die Ohren rechts und links am Kopf mit räumlichem Abstand angebracht sind, erreicht der Schall die Ohren mit zeitlicher Verzögerung. So kann man durch das Gehör beurteilen, ob der Schall von vorne, hinten, oben oder unten kommt. Das ist eine bedeutende Entwicklung der Evolution, die einen Überlebensvorteil verschafft.

Der Gehörgang dient der Weiterleitung des Schalls. Er ist mit feinen Flimmerhärchen ausgestattet, die Fremdkörper herausfiltern. Damit der Schall möglichst ungestört das Trommelfell erreichen kann, wird der Gehörgang von glättendem Ohrenschmalz eingefettet *(Cerumen)*. Ohrenschmalz wird im äußeren Gehörgang produziert und von dort immer nach außen transportiert. Es wirkt zudem antibakteriell und schützt vor Entzündungen und Ohrekzemen.

In der Nachbarschaft des Gehörgangs befinden sich vorne das Kiefergelenk und unten der erste Wirbel (Atlas) der Halswirbelsäule. Da diese ohrnahen Regionen mit Nerven stark quervernetzt sind, können hier Ursachen von Ohrenschmerzen oder Tinnitus liegen.

Mittelohr

Das Trommelfell ist die Begrenzung von Außen- und Mittelohr, eine feine Membran, die durch Schallwellen in Schwingung versetzt wird. Das Mittelohr ist der knöcherne Hohlraum zwischen Trommelfell und dem ovalen Fenster des Innenohrs. Über die gelenkig verketteten Gehörknöchelchen – Hammer *(Malleus)*, Amboss *(Incus)* und Steigbügel *(Stapes)* – werden Schwingungen zum Innenohr weitergeleitet. Die Gehörknöchelchen sind durch feine Bänder und Muskeln beweglich aufgehängt. Es handelt sich um ein mechanisches »Vorverstärkungssystem« für Schallereignisse. Die Signalverstärkung wird durch die Hebelwirkung der Gehörknöchelchen und die größere Trommelfellfläche (im Vergleich zum ovalen Fenster) erreicht.

Die Mittelohrmuskeln schützen das Innenohr auch vor Schäden durch plötzlichen hohen Schalldruck. Der Steigbügel als letztes Vorverstärkerglied verfügt über einen Reflexmechanismus (Stapediusreflex), der bei lautem Schall, etwa 70 bis 95 dB (Dezibel), ausgelöst wird. Er zieht sich dann ruckartig zusammen und verhindert die Schallübertragung auf das Innenohr. Wenn die Mittelohrmuskeln aber ein zuckendes »Eigenleben« entwickeln, kann das zum Tinnitus mit Tick-Tick-Tick-Geräusch führen.

Da das Mittelohr ein luftgefüllter Hohlraum ist, muss es die Möglichkeit des Luftdruckausgleichs nach außen geben. Andernfalls würden Druckveränderungen die normale Funktion der Gehörknöchelchen stören. Solche Druckveränderungen treten etwa beim Tauchen oder in großen Höhen auf (Bergsteigen, Flugreisen). Diesen Druckausgleich ermöglicht die Ohrtrompete *(Tuba Eustachii)*, die eine Verbindung zwischen Mittelohr und Rachenhöhle herstellt. Bei jedem Schluckvorgang öffnet sich die Röhre durch Muskelbewegung, und es kommt zum Druckausgleich. Fehlt der Druckausgleich, können Ohrenschmerzen und Schwerhörigkeit auftreten. Die Ohrtrompete dient auch der Ableitung von Ohrsekreten. Mittelohrentzündungen, vor allem bei Kindern, hängen häufig mit Störungen der Funktion der Ohrtrompete zusammen.

Hörakustik

Der Hörnerv besteht aus 30.000 Nervenfasern. Das Ohr kann mit Bezug auf Frequenz und Intensität etwa 340.000 Einzeltöne unterscheiden. Das Ohr erkennt Tonfrequenzen von 20 bis 20.000 Hz. Die größte Lautstärkeempfindlichkeit liegt bei 1.000 – 4.000 Hz.

Empfindlichkeit

Am Mischpult kann man die Eingangsempfindlichkeit des Mikrofons aussteuern. Einen solchen Mechanismus gibt es auch im Ohr. Wenn man auf einem Rockkonzert laut beschallt wird, wird die Eingangsempfindlichkeit des Ohrs abgesenkt. Nach dem Konzert ist das Ohr noch einige Zeit gedämpft, normalisiert dann aber rasch wieder seine Aufnahmeempfindlichkeit. Achtung: Alkohol erhöht die Eingangsempfindlichkeit des Ohrs!

Frequenz/Tonhöhe

Der Begriff *Frequenz* kennzeichnet physikalische Schwingungen in der Luft (oder einem anderen Medium) bezogen auf eine Zeiteinheit. Die übliche Einheit dieser Größe ist *Schwingungen pro Sekunde = Hertz (Hz)*. Der Begriff Tonhöhe kennzeichnet die subjektive Empfindung einer Tonfrequenz: z. B. a^1 auf dem Klavier = ca. 440 Hz.

Lautstärke/Schalldruck

Die Lautstärke *(Lautheit)* eines Schallereignisses gibt an, wie (subjektiv) laut ein Mensch ein gehörtes Geräusch empfindet. Der Schalldruck *(Schalldruckpegel)* entspricht der physikalischen Energie eines Geräusches. Das Trommelfell ist der Sensor für Druckschwankungen in der Luft. Es überträgt Schwingungen, die bis zu einem Milliardstel Zentimeter klein sind. Die Beziehung zwischen Lautheit und Schalldruckpegel ist annähernd logarithmisch. Die Einheit des Schalldruckpegels ist *Dezibel (dB)*. Wegen der logarithmischen Beziehung führt bei niedrigen Lautstärken eine Lautstärkeerhöhung von weniger als 10 dB zu dem Gefühl der Verdoppelung der Lautheit.

Innenohr

Das Innenohr enthält unter anderem den körpereigenen »Tonabnehmer« (Hörschnecke, *Cochlea*) und das Gleichgewichtsorgan – insgesamt mehr als eine Million mechanische Teile! Es ist ein komplex geformter knöcherner Hohlraum im Felsenbein (knöchernes Labyrinth). Dieser Hohlraum ist mit einer Flüssigkeit gefüllt *(Perilymphe)*. Darin ist ein häutiges Labyrinth eingespannt, das gleichfalls mit Flüssigkeit gefüllt ist *(Endolymphe)*. Nach der mechanischen Vorverstärkung über die Gehörknöchelchen erreichen Schallschwingungen über die Fußplatte des Steigbügels das ovale Fenster, die Abgrenzung zum Innenohr. Von dort tragen Wellenbewegungen der Flüssigkeit die Schallinformation weiter (Wanderwellen).

Das Tonabnehmersystem befindet sich in der Hörschnecke (Cochlea). Sie ist von superhartem Knochen umgeben und macht zweieinhalb Windungen. In der Hörschnecke werden Wellenbewegungen in elektrische Signale verwandelt. Dies geschieht im Corti-Organ, das mit 48.000 winzigen Tonabnehmern ausgestattet ist, den sogenannten Haarzellen – sie haben haarförmige Fortsätze, die in der Flüssigkeit des Schneckengangs beweglich sind. Haarzellen sind in vier Reihen angeordnet: Drei Reihen dienen als akustischer Filter und eine Reihe übernimmt die Umwandlung der mechanischen Schwingungen in Nervensignale (Transduktion).

Die Tonabnehmer sind wie beim Klavier in Reihen angeordnet: tiefe Töne unten, hohe Töne oben. In der Hörschnecke werden hohe Töne zuerst erfasst, tiefe Töne am Ende des Schneckengangs. Je mehr Nervensignale an einem Tonabnehmer erzeugt werden, desto lauter wird das Schallsignal empfunden. Der gesunde Mensch kann Frequenzen von maximal 20 bis 20.000 Hz (Hertz = Schwingung pro Sekunde) wahrnehmen, mit einem Unterscheidungsvermögen für Frequenzen von 3 Hz (Tonauflösung). Insbesondere Klavierstimmer sind gut trainiert, um geringe Frequenzunterschiede

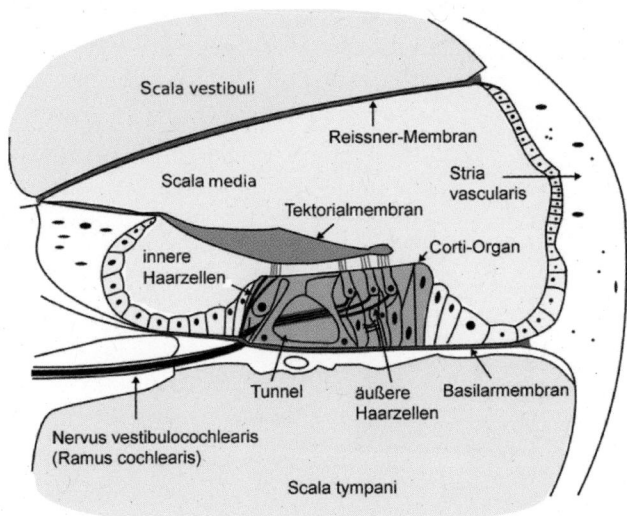

Querschnitt durch die Hörschnecke

wahrzunehmen. Mit zunehmendem Alter verringert sich das wahrnehmbare Frequenzspektrum.

Schallübertragung

Erreichen Schallwellen über das Mittelohr die Steigbügel-platte am ovalen Fenster, entstehen in der Flüssigkeit des Innenohrs Wanderwellen, die sich bis in die Hör-schnecke ausbreiten. Die Flüssigkeitsbewegung führt zur Auslenkung der Fortsätze der Haarzellen. Dadurch wird eine Aufladung der Zelle durch Ionenströme in Gang gesetzt und eine elektrische Erregung erzeugt. Anschlie-ßend zieht sich die Sensorzelle ruckartig zusammen.

Dies wird »Motormechanismus der Haarzelle« genannt, führt zur Signalverstärkung und ermöglicht präzises Hören.

Mithilfe chemischer Botenstoffe der Zelle wird die Erregungsinformation über eine »Schnittstelle« (Synapse) auf den Hörnerv übertragen und zum Gehirn weitergeleitet. Aus der mechanischen Schallwelle ist nun elektrophysiologische Klanginformation geworden.

INFO

TINNITUS-URSACHEN IM INNENOHR

Ausfall der Härchen der Hörsinneszellen

Chronischer Lärm und Knalltraumen können Haarzellen direkt schädigen. Betroffene Frequenzen werden dann nicht mehr wahrgenommen. Haarzellenschäden durch Lärm gehören zu den häufigsten Ursachen für akute oder chronische Ohrgeräusche.

Störung des Ladungs-/Erregungsmechanismus der Haarzellen

Verändert sich die Funktion der Ionenströme, können Überreaktionen auftreten, die Tinnitus erzeugen. Bekannt ist, dass Medikamente wie Acetylsalicylsäure oder manche Antibiotika in hoher Dosierung solche Störungen verursachen. Auch die sogenannten Ionenpumpen der Haarzelle reagieren empfindlich auf Zellgifte (z. B. Genussgifte wie Nikotin).

INFO

Störung des Motormechanismus der Haarzellen

Die Kontraktion der Haarzelle verstärkt und präzisiert die Frequenzinformation – damit wir einzelne Instrumente eines Symphonieorchesters heraushören können. Störungen können den sogenannten »Motor-Tinnitus« verursachen, unkontrollierte und unkoordinierte Kontraktionen der Haarzelle. Das Besondere an diesem Tinnitus ist, dass er durch äußere Schalleinwirkung verschwinden kann: Geräusche von Elektrogeräten, Musikinstrumenten oder Fahrgeräusche. Man nennt dieses Phänomen *Residuale Inhibition*. Ein HNO-Arzt kann diese Störung feststellen. Der Motor-Tinnitus lässt sich erfolgreich mit Tinnitus-Maskern, die Dauertöne oder Rauschen erzeugen, behandeln.

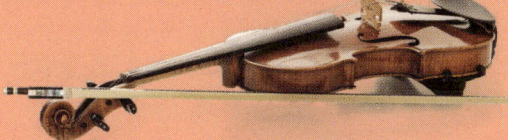

Störung der Signaltransduktion an der Synapse

Dies ist ein wichtiges Forschungsgebiet, bei dem es um Nervenbotenstoffe geht, die für Depressionen, Hirnleistungsstörungen, chronischen Schmerz und Tinnitus eine Rolle spielen. Man erhofft sich hier Fortschritte für die Behandlung dieser Störungen durch positive Beeinflussung des synaptischen Funktionssystems.

Die zentrale Hörbahn

Damit akustische Informationen zu Hörempfindungen werden, bedarf es weiterer Verarbeitungsschritte, die von einem Netzwerk verschiedener Hirnzentren durchgeführt werden. Man nennt dies zentrales Hören (zentrale Hörbahn). Im Heimstudiovergleich wäre dies die auf einem Computer installierte Software. Damit wird Audiomaterial am digitalen Mischpult mit Filtern, Effekten und Equalizern bearbeitet. Am Ende steht der finale Audiomix eines Musikstücks.

Stammhirn

Zunächst gelangen Nervensignale der Sinneszellen im Innenohr über den Hörnerv zu den Schneckenkernen *(Nuclei cochleares)*, die im Stammhirn *(Medulla oblongata)* liegen. Dort wird blitzschnell entschieden, ob die akustischen Informationen als wichtig/unwichtig, bekannt/unbekannt oder ungefährlich/gefährlich zu bewerten sind. Das Stammhirn kontrolliert lebenswichtige Grundfunktionen wie Atmung und Herzschlag. »Unwichtige« Geräusche wie das eigene Schluckgeräusch oder ein rauschender Ventilator werden ausgefiltert. Plötzliche oder unbekannte Geräusche können aber sehr schnell eine Alarmreaktion auslösen, die das vegetative Nervensystem aktiviert: Der Blutdruck steigt; Stresshormone wie Adrenalin werden ausgeschüttet; der Körper macht sich bereit für »Flucht oder Kampf«. Die enge Verbindung des Gehörs mit Stammhirnfunktionen

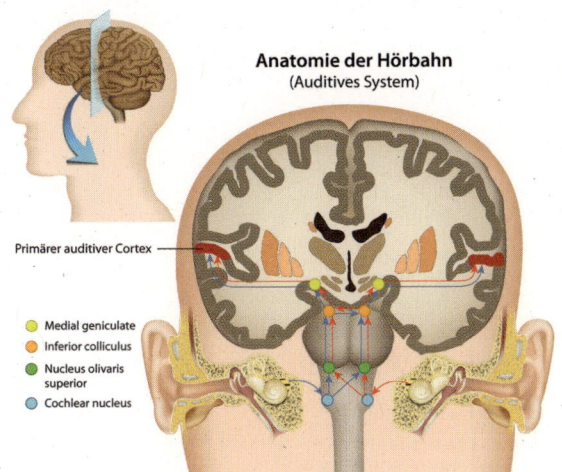

Anatomie der Hörbahn
(Auditives System)

Primärer auditiver Cortex

Medial geniculate
Inferior colliculus
Nucleus olivaris superior
Cochlear nucleus

Anatomie der Hörbahn (Auditives System)

führt zum Überlebensvorteil (z. B. auditive Reflexe). Man denke an den Schlaf, der bei Wahrnehmung ungewöhnlicher Geräusche rasch unterbrochen wird (»Ammenschlaf«). Klangverarbeitung im Stammhirn funktioniert unbewusst.

Auch die Ohrgeräusche bei Tinnitus können eine Alarmreaktion auslösen, wenn ihre Herkunft unbekannt ist und sie demnach nicht einzuordnen sind. Es besteht die Gefahr, dass dem Geräusch besondere Aufmerksamkeit geschenkt, dass das Geräusch mit den Qualitäten »wichtig, gefährlich und störend« ausgestattet wird – und dass am Ende die Wahrnehmung des Tinnitus »gelernt« bzw. chronisch wird. Das Stammhirn ist der Ausgangspunkt eines späteren Tinnitus-Gedächtnisses.

Mittelhirn

Die zweite Station der akustischen Informationen ist das Mittelhirn *(Colliculus inferior)*. Hier werden beispielsweise Laufzeit- und Intensitätsunterschiede der Hörinformationen beider Ohren ausgewertet. Das ermöglicht die Ortung einer Schallquelle im Raum. Gehörtes wird mit emotionalen Qualitäten versehen (positiv/negativ) und das Gehirn sucht in der eigenen Klangbibliothek nach bereits vorhandenen, vergleichbaren Hörerfahrungen. Das Mittelhirn ist der Ort, wo »Ohrwürmer« entstehen oder Musikvorlieben (Fankultur) geprägt werden, wo sympathische oder unsympathische Stimmen definiert sind. Taucht das akustische Ereignis erneut auf, wird auch das dem Klang zugeordnete emotionale Prädikat (positiv/negativ) aufgerufen. Klangverarbeitung im Mittelhirn funktioniert unbewusst.

Beim Tinnitus wird dieser Vorgang dann zum Problem, wenn etwa das Grillenzirpen des Sommers (positiv) auch im Winter vorhanden ist (negativ), wenn weit und breit keine Grille auszumachen ist, oder wenn der Lüfter des Computers (positiv) auch dann rauscht, wenn der Computer ausgeschaltet ist (negativ). Ein und dasselbe Geräusch kann demnach positiv oder negativ emotional besetzt sein – je nachdem, ob das Gehirn eine nachvollziehbare Erklärung für das Geräusch findet oder nicht. Bleibt das Geräusch unerklärlich, wird ihm vermehrt Aufmerksamkeit geschenkt. Angst- und Stressreaktionen verstärken die Fixierung der Ohrgeräusche. In den 1960er-Jahren glaubte man, das Ohrwurm- bzw. Tinnitus-Problem dadurch zu lösen, dass man den Hörnerv durchtrennt. Ein Irrtum. Das betreffende Ohr war nun taub und der Tinnitus noch da, stärker als zuvor. Eine Tragödie für die damaligen Patients, aber ein Fortschritt für die Tinnitus-Forschung.

Großhirn

Über das Zwischenhirn verlaufen die Fasern der Hörstrahlung bis zum auditiven Neocortex im Temporallappen des Großhirns. Hier befinden sich Regionen für das Lautgedächtnis, die Spracherkennung und für das Sprachverständnis. Die gesamte Hörbahn, von den Hörsinneszellen bis zum Großhirn ist hochgradig (auf- und absteigend) vernetzt. Insbesondere die Anbindung an das Limbische System hat für das Hören große Bedeutung. Hier werden Klänge mit emotionalen Qualitäten verknüpft. Klangverarbeitung im Großhirn kann man bewusst beeinflussen.

Ist der Tinnitus mit Gefühlen der Angst, Niedergeschlagenheit oder mit Stress besetzt, eröffnet sich die Möglichkeit, Gefühlsqualitäten »umzuprogrammieren«. Das Ziel ist, den Gefühlswert der Ohrgeräusche von »negativ« auf »positiv« zu verändern. Das nimmt den Leidensdruck und funktioniert tatsächlich gut mit manchen Behandlungsmaßnahmen (Kognitive Verhaltenstherapie, Tinnitus-Retraining-Therapie, Tinnitus-Atemtherapie u. a.) – und mit Geduld und Selbstvertrauen.

Tinnitus-Spurensuche

Tinnitus, das »Klingeln der Ohren«, ist immer ein Symptom. Die Herkunft der ominösen Ohrgeräusche, die nur der Betroffene selbst wahrnimmt, ist nicht leicht zu ermitteln. Sicher ist: Manche Betroffene leiden schwer unter den Ohrgeräuschen, und die Zahl der Tinnitusopfer nimmt zu. Tinnitus kann unabhängig von der Ursache spontan auftreten, spontan verschwinden oder sich mit hohem Leidensdruck festsetzen und schwere psychische Probleme verursachen. In solchen Fällen haben sich ganzheitliche Therapiekonzepte als sehr erfolgreich erwiesen.

Was versteht man unter Tinnitus?

Tinnitus ist ein Symptom der veränderten oder gestörten Hörwahrnehmung. Abnorme Ohrgeräusche werden in der Regel subjektiv nur von Betroffenen wahrgenommen. Ein Bezug zu einer äußeren Schallquelle fehlt. Unterschiedliche Geräusche werden gehört: Brummen, Pfeifen, Zischen, Rauschen, Knacken, Klopfen u. a. – als Dauerton oder rhythmisch pulsierend. Man unterscheidet subjektive und objektive Ohrgeräusche, Tinnitus mit und ohne Hörverlust, akuten und chronischen Tinnitus, mit und ohne Leidensdruck.

Das Symptom Tinnitus hat dann Krankheitswert, wenn Betroffene chronisch darunter leiden und psychosoziale Störungen hinzukommen (Angst, Depression, Schlafstörungen, Berufsunfähigkeit). In dieser Hinsicht sind chronische Ohrgeräusche mit chronischen Schmerzen vergleichbar: Das subjektiv empfundene Symptom Schmerz entwickelt sich durch Chronifizierung zur Schmerzkrankheit (Fibromyalgie).

Objektive Ohrgeräusche

Ohrgeräusche, die vom Betroffenen und von Außenstehenden gehört werden, gibt es tatsächlich. Sie kommen äußerst selten vor, bei nur 0,01 Prozent der Betroffenen! Dann spricht man vom objektivierbaren Tinnitus. Normale Körpergeräusche (Atmung, Herzschlag, Schlucken) bemerkt man nicht, da sie vom Ohr als bekannte/ungefährliche Geräusche eingestuft und ausgefiltert werden.

Tinnitus-Sounds sind sehr variabel: klopfend, rauschend, zischend, pfeifend ...

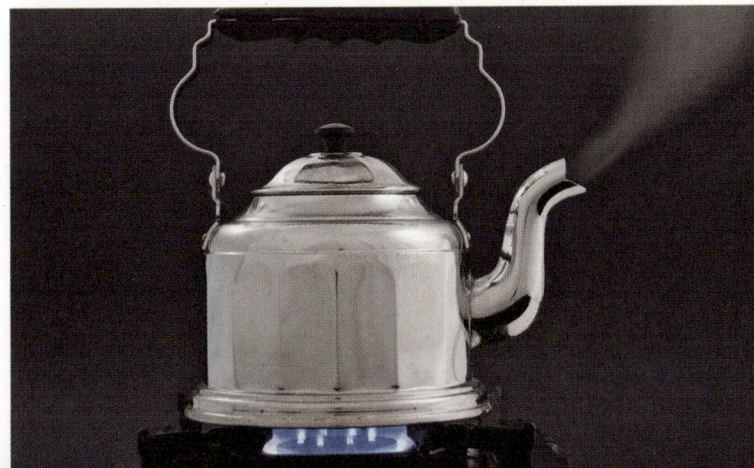

In absolut ruhiger Umgebung oder in Krisenzuständen
hört man etwa das eigene Pulsgeräusch. Gelegentlich
verursachen auch krankhafte Gefäßveränderungen
(Stenosen, Aneurysmen) hörbare Blutflussgeräusche.
Klick- oder Schmatzlaute hört man, wenn sich die
Ohrtrompete öffnet. Das ist eine normale Hörwahrnehmung. Ganz selten erzeugen rhythmische Zuckungen der
Mittelohrmuskeln ein Klickgeräusch, das auch Außenste-
hende wahrnehmen. Das Klangphänomen kommt meist
einseitig vor, hat eine Frequenz von etwa 1.000 Hz und
wird mit einem speziellen Verfahren verifiziert.

Subjektive Ohrgeräusche

In der Regel ist der Tinnitus von außen nicht zu hören
und somit ein subjektives Klangphänomen. Wie Schmerzen sind subjektive Ohrgeräusche keinesfalls eine Einbil-
dung, sondern eine ernst zu nehmende Wahrnehmung.
Bislang ist es noch nicht gelungen, die Tinnitus-Erregung
direkt am Hörnerv elektrophysiologisch zu messen. Es
gibt aber Hinweise auf eine erhöhte Spontanaktivität bei
Patienten. Bekannt ist, dass die tatsächlichen Ohrgeräusche niemals mehr als 5 bis 10 dB über der Hörschwelle
liegen.

Wie dem Schmerz, so haftet auch dem Tinnitus der
stigmatisierende Makel der Subjektivität an. Selbsthil-
feorganisationen wie die Deutsche Tinnitus-Liga (DTL)
haben dazu beigetragen, dass das Tinnitus-Image in der
Öffentlichkeit heute positiver wahrgenommen wird.

Tinnitus und Hörminderung

Sehr häufig liegen ein Tinnitus und ein Hörverlust gleichzeitig vor. Selten hat ein Betroffener normales Hörvermögen. Das heißt, der Tinnitus entsteht meist dann, wenn das Hörvermögen vermindert ist – und zwar im Frequenzbereich des größten Hörverlustes. Bildlich gesprochen wäre der Tinnitus somit das dauerhafte »Brandzeichen« im Frequenzband des Hörverlustes. Hochtönende Ohrgeräusche sind oft das Symptom der Hochtonschwerhörigkeit. Bei Betroffenen mit komplett normalem Gehör wird der Tinnitus als Hyperaktivität oder Fehlverarbeitung in der zentralen Hörbahn aufgefasst.

Akuter und chronischer Tinnitus

Hält der Tinnitus maximal drei Monate an, spricht man vom akuten Tinnitus. Dauert er länger als drei Monate, spricht man von chronischem Tinnitus – vor allem, wenn er mit Leidensdruck verbunden ist. Ein erstmaliger akuter Tinnitus verschwindet häufig entweder spontan oder nach zeitnah durchgeführter Therapie.

Tinnitus-Belastung

Der subjektiv empfundene Leidensdruck hat entscheidende Bedeutung für die Frage, ob ein Tinnitus behandelt werden soll oder nicht. Vielen Betroffenen gelingt es, sich mit ihren Ohrgeräuschen zu »arrangieren«. Dennoch gibt es immer noch sehr viele Menschen mit emotional fest vernetztem Tinnitus, was auf Dauer Leidensdruck erzeugt und die individuelle Autonomie untergräbt: Der Tinnitus übernimmt die Kontrolle über das Leben – das »Leiden am Tinnitus« steht dann im Vordergrund, unabhängig von der Ursache.

Wer ist von Tinnitus betroffen?

Den Ergebnissen einer Studie des Jahres 1999 zufolge hat jeder Deutsche über zehn Jahre mindestens einmal Ohrgeräusche erlebt. Knapp zehn Millionen Deutsche berichteten über länger als fünf Minuten anhaltende Ohrgeräusche. Knapp drei Millionen (vier Prozent der Gesamtbevölkerung) hatten zum Untersuchungszeitpunkt Tinnitus. Davon litten 91 Prozent (2,7 Millionen) an chronischem Tinnitus.

Die Hälfte der Betroffenen beklagte mittelschweren bis sehr hohen Leidensdruck, hatte zusätzlich eine Hörminderung und war therapiebedürftig. Jährlich kommen 270.000 neue Fälle von chronischem Tinnitus hinzu. Nur jeder fünfte Tinnitus-Patient mit Hörminderung war mit einem Hörgerät versorgt. Zwei Drittel der Befragten erlebten unbefriedigende bis völlig unzureichende ärztliche Hilfe!

Belege dafür, dass Tinnitus bevorzugt einseitig auftritt oder bei einem Geschlecht häufiger vorkommt, gibt es nicht. Knapp die Hälfte der Betroffenen berichtete über eine ausgeprägte Lärmempfindlichkeit (Hyperakusis). Eine aktuelle Studie (2014) ergab zudem, dass professionelle Musiker fast viermal häufiger an Hörschäden leiden und für Tinnitus besonders anfällig sind.

Tinnitus-Ursachen

Ohrgeräusche haben viele Ursachen, können im peripheren Ohr oder bei der zentralen Verarbeitung von Audiosignalen ausgelöst werden. Am häufigsten entsteht Tinnitus an der Hörschnecke *(Cochlea)* oder innerhalb der zentralen Hörbahn. Neun von zehn Tinnitus-Patienten haben zudem einen Hörverlust in der Cochlea, der in der Tinnitus-Frequenz am stärksten ausgeprägt ist. Einer Modellvorstellung zufolge besteht zunächst eine veränderte Spontanaktivität des Hörnervs, die zur Bildung eines Tinnitus-Musters in der zentralen Hörbahn führt. Nach Rückbildung der Cochlea-Fehlfunktion kann dann das Tinnitus-Muster die anhaltende Wahrnehmung von Ohrgeräuschen, das »Leiden am Tinnitus« verursachen.

Ursache: Außenohr

Ist die Schallleitung im äußeren Gehörgang verändert, treten mitunter Ohrgeräusche auf. Das kann bei einem Ohrenschmalzpfropf oder bei Gehörgangsentzündungen der Fall sein. Eine weitere Ursache sind Funktionsstörungen der Ohrtrompete. Dann können Mittelohrentzündungen, Paukenergüsse und eitrige Prozesse entstehen. Sowohl Störungen des Schließ- als auch des Öffnungsmechanismus können Rauschen oder Geräusche beim Schlucken und Kauen erzeugen.

Steht die Ohrtrompete offen, hört man die eigene Stimme anders und hat ein Druckgefühl im Ohr. Schon geringe Schleimhautschwellung oder Druckveränderungen lassen die Ohren »zufallen«. Das erzeugt ein »wattiges Gefühl« beim Hören, wenn man erkältet ist. Beim Tauchen oder im Flugzeug klappt die Ohrtrompete durch Druckveränderung ebenfalls zusammen. Erste Hilfe: Bei geschlossenem Mund und zugehaltener Nase kräftig in Richtung Nase ausatmen. Luft wird dann durch die Ohrtrompete ins Mittelohr gedrückt.

Ausgangspunkt für Ohrgeräusche ist in jedem Fall die veränderte Schallübertragung mit Hörminderung. Verändert sich anschließend die Spontanaktivität der Nervenzellen der Hörbahn, kann ein Tinnitus entstehen.

Ursache: Mittelohr

Mittelohrentzündung verursacht selten einen Tinnitus (Ausnahme: Grippe-Otitis). Ohrgeräusche sind meist vorübergehend und verschwinden nach Abheilung der Erkrankung. Gleichfalls sehr selten sind anhaltende Klickgeräusche, die durch Kontraktionen der Mittelohrmuskeln entstehen.

Anders sieht es bei erblicher Verknöcherungsneigung am Steigbügel aus (Otosklerose). Bei zwei Drittel der Betroffenen ist Tinnitus dann ein Begleitsymptom. Bei Otosklerose kommt es zur knochenartigen Verwachsung des Steigbügels am ovalen Fenster. Die Schallübertragung ist behindert und Mittelohrschwerhörigkeit tritt auf. Ein erstes Anzeichen kann ein Tinnitus-Rauschen sein.

Als Risikofaktor der Otoskleroseaktivierung gelten Hormonveränderungen (Schwangerschaft, Östrogentherapie u. a.). Eine operative Behandlung (Stapesplastik) mindert die Tinnitus-Belastung um bis zu 90 Prozent und verbessert das Hörvermögen: Der Steigbügel wird durch eine Prothese (Teflon, Gold) ersetzt. Eine Erfolgsgarantie gibt es nicht.

Ursache: Innenohr

Im Innenohr sind viele mögliche Schädigungsmechanismen denkbar. Oftmals kann der Zusammenhang von Innenohrschäden und fehlgesteuerter Schallempfindung mit Tinnitus nicht zufriedenstellend erklärt werden.

Akutes Lärmtrauma/chronische Lärmbelastung

Die empfindlichen Tonabnehmer in der Hörschnecke können durch akute und chronische Lärmbelastung geschädigt werden. Das Knalltrauma durch Explosions- oder Schusswaffenlärm mit hohem Schalldruck kann schwere Zerstörungen im Ohr anrichten: Das Trommelfell reißt ein, Gehörknöchelchen und Haarzellen werden geschädigt. Auch die Haarzellenfunktion kann sich verändern: Haarzellen »funken« ununterbrochen oder sind »tot«; der elektrophysiologische Übertragungsprozess, Ionenstrom- und synaptische Funktionen sind gestört – und können Tinnitus verursachen.

TINNITUS UND GEHÖRSCHUTZ

INFO

Langfristig hohe Lärmbelastung ist eine der häufigsten
Ursachen für Hörverlust und chronischen Tinnitus.
Je stärker die Lärmbelastung und je länger sie einwirkt,
desto größer ist das Risiko für Hörverlust und seine häu-
fige Begleiterscheinung: Tinnitus. Bei Lärmbelastung in
Beruf oder Freizeit und vor allem dann, wenn Hörschäden und Tinnitus bereits eingetreten sind, sollte man
für angemessenen Gehörschutz sorgen. Gehörschutz
ist immer dann ratsam, wenn ...

- man beruflich lärmexponiert ist (Industrie-, Fahr-
  zeug-, Bau-, Gartenbaumaschinenlärm).
- man schreien muss, um von einer direkt neben-
  stehenden Person gehört zu werden (ca. 85 dB).
- Impulslärm durch Schüsse oder Explosionen zu
  erwarten ist (über 100 dB).
- der Tinnitus durch laute Umgebungsgeräusche
  verstärkt wird, sodass man lauter sprechen muss
  (ca. 80 dB).

Es gibt verschiedene Typen von Gehörschützern in Bezug
auf Material, Passform, Anwendung und den Schalldämmwert. Wichtig ist, dass der Gehörschutz richtig im
Ohr sitzt. Ein Gehörschutz mit 29 dB Schalldämmwert
bietet höchstmöglichen Schutz. Schalldämmwerte
von 16 dB und weniger werden für normale Freizeit-

INFO

aktivitäten bevorzugt. Normale Gehörschützer filtern hohe Töne stärker als tiefe. Die Hörwahrnehmung ist dann verändert: Man empfindet Geräusche gedämpfter, dumpfer und hohler, vor allem die eigene Stimme und Körpergeräusche (Okklusionseffekt).

Wie stark die Schalldämmung sein muss, entscheiden Sie selbst aufgrund Ihrer subjektiven Hörempfindungen. Gehörschutz beeinflusst nicht unbedingt den Tinnitus günstig, schützt aber Ihr Ohr vor weiterem Hörverlust.

- Schaumstoffstöpsel werden vor dem Einsetzen ins Ohr zusammengerollt. Bei richtiger Anpassung sind sie der einfachste und wirksamste Gehörschutz (Einmalanwendung).
- Geformte Ohrenstöpsel aus elastischem Material können mehrfach verwendet werden, sind aber nicht so komfortabel zu tragen. Sie dichten stärker ab.
- Ohrenstöpsel mit Stiel sind sofort einsatzbereit.
- Maßgefertigte Ohrenstöpsel *(Otoplastik)* werden nur in speziellen Fällen empfohlen.
- Bügelgehörschützer sind bei Impulslärmbelastung empfehlenswert, werden nur kurz getragen.
- Kapselgehörschützer (Kopfhörerform) werden bei kurzfristiger Lärmbelastung benutzt.
- Speziell für Musiker gibt es Gehörschutzsysteme verschiedener Bauart für unterschiedliche Einsatzzwecke.

Chronische Lärmbelastung führt zur zunehmenden Schwerhörigkeit, meist in Verbindung mit Ohrgeräuschen. Dauerschallpegel von 85 bis 90 dB verursachen zunächst Schwerhörigkeit im Hochtonbereich. Später sind dann alle Frequenzbereiche betroffen. Lärmschwerhörigkeit kann nicht mehr rückgängig gemacht werden: Die Haarzellen der Hörschnecke sind irreversibel geschädigt! Gehörschutz beugt Gehörschäden vor: Schützen Sie Ihre Ohren vor Lärmbelastung!

Hörsturz

Beim Hörsturz kommt es zur plötzlichen, meist einseitigen Innenohrschwerhörigkeit. Das Spektrum reicht von frequenzspezifischer Hörminderung bis zur Ertaubung, in schweren Fällen mit Schwindelgefühl. Als Hauptursachen gelten akuter Stress, Durchblutungsstörungen, Tauchunfall, Virusinfektionen, Autoimmunerkrankungen oder Funktionsstörungen der zentralen Hörbahn. Pro Jahr erleiden etwa 16.000 Menschen in Deutschland einen Hörsturz. In 80 Prozent der Fälle ist ein meist hochfrequenter Tinnitus Vorbote des Hörsturzes. Manchmal bleibt der Tinnitus auch erhalten. In vielen Fällen heilt der Hörsturz spontan ab. Eine nachweislich wirksame Therapie des Hörsturzes ist nicht bekannt.

Vergiftung

Als mögliche Tinnitus-Ursache wird die Schädigung von Haarzellen durch Gifteinwirkung diskutiert. Hier könnten

Virusinfektionen und Stoffwechselerkrankungen eine
Rolle spielen. Auch bestimmte Antibiotika sind giftig für
das Ohr.

Sauerstoffmangel

Die Unterversorgung von Gewebe mit Sauerstoff (Hyp-
oxie) kann im Innenohr als Folge von Lärm- oder Stressbelastung vorkommen. Dies verursacht mitunter Fehlfunktionen bei der Übertragung akustischer Signale auf
den Hörnerven: »Dauerfunk« der Haarzellen oder Veränderung der Spontanaktivität führt zu Tinnitus.

Durchblutungsstörungen

Bislang galten Durchblutungsstörungen des Innenohrs als Hauptursache von Tinnitus. Diese Ansicht ist
überholt! Die Durchblutung der Hörschnecke ist an das
Gefäßsystem des zentralen Nervensystems angeschlos-
sen und somit vom Einfluss der Blutstromregulation des
übrigen Körpers abgekoppelt. Man weiß heute, dass nur
in Einzelfällen »echte Durchblutungsstörungen« Ursache
eines Tinnitus sind. Deshalb helfen durchblutungsfördernde Arzneimittel meist nicht weiter – oft hilft nur die
hyperbare Sauerstofftherapie (HBO).

Menière-Krankheit

Die Menière-Erkrankung beginnt mit Druckgefühl im
Ohr, brummendem Tinnitus (tieffrequent), Störung
des Tieftonhörens und anfallsartigem Drehschwindel,

verbunden mit Übelkeit und Erbrechen – eine extrem
behindernde und psychisch belastende Gesundheits-
störung. Da sich sowohl das periphere Hörorgan als auch
das Gleichgewichtsorgan im Mittelohr befinden, beeinträchtigen Störungen des Letztgenannten das Hörvermögen und können Tinnitus verursachen.

Als Tinnitus-Auslöser gilt der sogenannte endolympha-
tische Hydrops: Der Druck der Innenohrflüssigkeit ist
erhöht. Es entsteht ein Überdruck in der Hörschnecke.
Man geht davon aus, dass sich entweder zu viel Kalium in
der Endolymphe befindet oder dass durch Dauerreizung
Haarzellen geschädigt sind.

Kopfverletzung

Kopfverletzungen wie ein Schädelbasisbruch oder
schwere Schädel-Hirn-Traumen können Schwindel,
Tinnitus und Schwerhörigkeit verursachen. Liegen solche
Symptome nach Unfallereignissen vor, sollte man sich
HNO-ärztlich untersuchen lassen.

Ursache unbekannt

Bei den meisten Patienten mit Innenohrschwerhörigkeit
(und Tinnitus), ist keine direkte Ursache zu finden. Eine
erbliche Anfälligkeit für Schwerhörigkeit, lebenslange
Lärmexposition oder hohes Lebensalter können eine
Rolle spielen. Oftmals verbessert die optimale Hörgeräteversorgung sowohl das Hörvermögen als auch die
Tinnitus-Problematik.

Ursache: zentrale Hörbahn

Nach der Signalübertragung durch die Haarzellen der Hörschnecke auf den Hörnerv sind auf der zentralen Hörbahn viele Störungen und Mechanismen vorstellbar, die Tinnitus verursachen.

Akustikusneurinom

Es handelt sich um einen gutartigen Tumor von Hüll-/Stützzellen (Schwann-Zellen) des Hör- und Gleichgewichtsnervs. Das erste Symptom ist häufig ein Tinnitus. Später können Hörminderung und Schwindel hinzukommen, wenn der Tumor zunehmend auf den Nerv drückt. Meist fällt eine einseitige Hochtonschwerhörigkeit auf. Als mögliche Ursache von Tinnitus muss das Akustikusneurinom diagnostisch ausgeschlossen werden. Da es gutartig ist und langsam wächst, kann man sich für die Entscheidung zur chirurgischen Therapie Zeit lassen. Ähnliches gilt auch für gutartige Hirntumoren, die von Zellen der Arachnoidea-Hirnhaut (Meningeom) ausgehen.

Psyche

Tinnitus plus Hörstörung kann rein psychogen sein. Das heißt, alle Befunde der objektiven Hörprüfungen sprechen für ein normal funktionierendes Gehör. Man wertet dieses Ergebnis als Zeichen von Überreizung bei Ohrgeräuschen, die ohne Hörminderung oder nachweisbare Störungen der Hörbahn vorkommen.

INFO

DAS TINNITUS-GEDÄCHTNIS

Ist Tinnitus ein falsch interpretiertes Warnsignal? Möglicherweise ja. Tritt ein Ohrgeräusch neu auf, wird es als unbekannte, gefährliche (negative) Signalinformation gedeutet. Daraus ergibt sich Reaktions- bzw. Handlungsbedarf: vermehrte Aktivität, vegetative Aktivierung. Wird dieser Aktivierungskreislauf nicht unterbrochen, verselbstständigt sich der akustische Eindruck in der zentralen Hörverarbeitung und kann sich selbst aufrechterhalten – unabhängig vom ursprünglichen Entstehungsort des Ohrgeräusches.

Die emotionale Besetzung akustischer Dauersignale (Angst, Fokussierung, Kontrollverlust) im Verlauf der Hörverarbeitung verstärkt die Tinnitus-Wahrnehmung und erzeugt zudem positives Feedback in vernetzten Hirnzentren. Wenn es nicht gelingt, die Fehlinterpretation des Tinnitus-Signals (egal welchen Ursprungs) umzudeuten und als normales »Ruhegeräusch« zu bewerten, kann daraus ein eigenes, neuroplastisch fixiertes, akustisches Tinnitus-Gedächtnis entstehen (auditiver Kortex) – stark vernetzt mit thalamischen Kerngebieten, dem limbischen System und präfrontalen Hirnrindenanteilen. Je stärker der geräuschhafte Höreindruck emotional negativ bewertet ist, desto mehr übernimmt der Tinnitus die Kontrolle über das Leben des Betroffenen.

Neuronetzwerk

Neurophysiologisch kann man Ohrgeräusche zumindest teilweise als »normale Hörwahrnehmung« interpretieren. Eine zuvor als auditiver Ruhezustand definierte Hörwahrnehmung bekommt nun »Neuigkeitswert« und verstärkte Aufmerksamkeit des Neuronetzwerks. Ist die selektive und ordnende Hörwahrnehmung gestört oder eingeschränkt, hört man mitunter die sonst ausgefilterten und unterdrückten Stör- und Nebengeräusche.

Das Neuronetzwerk arbeitet in zwei Richtungen. Es transportiert Signalinformationen von der Peripherie zu Hirnzentren (afferent) und umgekehrt (efferent), beeinflusst von einem Regelwerk mit Hemmung und Stimulation. So kann es bei erhöhter Empfindlichkeit der Synapsen und der Zentren der Hörbahn zur allgemeinen Signalverstärkung kommen – was eben auch Störgeräusche oder die neuronale Spontanaktivität der Hörbahn verstärkt – und Ohrgeräusche erzeugt.

Ursache: Stress

Der Begriff Stress ist dehnbar und weist auf die Belastungen und Anforderungen des Menschen hin, der in einer hoch technisierten komplexen Industriegesellschaft lebt. Die individuelle Stresserfahrung ist unabhängig vom sozialen Status, der Herkunft oder Nationalität. Stress und Überforderung werden von jedem Menschen anders erfahren. Was für den einen eine Herausforderung ist, ist für den anderen unerträgliche Belastung.

Stresssignale setzen körperliche Reaktionen in Gang: Der Blutdruck steigt, das Herz schlägt schneller, und Stresshormone werden ausgeschüttet.

Was passiert oder verändert sich, wenn der Mensch im Stressdauerzustand leben muss, weil er weder vor Beruf und Familie davonlaufen noch seine Ohnmacht und Frustration beseitigen kann? Sicher ist, dass ein Leben mit psychischer und körperlicher Dauerüberforderung zu Erschöpfung (»Burnout«), Krankheitsanfälligkeit und vorzeitiger Alterung beiträgt. Ohrgeräusche gelten als stressbezogenes Alarmzeichen und sind zugleich Stress pur. Es droht der Teufelskreis von Angst, Depression, Krankheitsanfälligkeit und sozialem Rückzug. Ein gesunder Lebensstil schützt vor krank machendem Stress.

Ursache: Halswirbelsäule und Kiefergelenk

Es scheint einen Zusammenhang zwischen der Entstehung/Verstärkung von Ohrgeräuschen und Erkrankungen der Halswirbelsäule oder des Kiefergelenks zu geben. Ein direkter Nachweis, dass solche Erkrankungen Tinnitus verursachen, fehlt. Tinnitus und Schwindel treten manchmal im Gefolge von Störungen in dieser Region auf und können mit verschiedenen Therapieverfahren günstig beeinflusst werden.

Begleitsymptom Tinnitus

Bei zahlreichen Erkrankungen tritt Tinnitus als Begleitsymptom auf. Die genauen Entstehungsmechanismen der Ohrgeräusche sind meist nicht bekannt. Tinnitus scheint aber oft als Folge eines Hörverlustes bei solchen Erkrankungen vorzukommen.

Herz-Kreislauf-Erkrankungen

Ohrgeräusche sind ein seltenes Symptom bei Bluthochdruck (Hypertonie) und Hypotonie sowie extremen Blutdruckschwankungen oder im Schockzustand. Über ein Rauschen im Ohr berichten auch Patienten mit Thoracic-Outlet-Syndrom, das durch eine Kompression des Gefäßnervenbündels im oberen Brustkorb verursacht wird. Bemerkenswert ist, dass das Ohrgeräusch verschwindet, wenn der Kopf gewendet wird oder leichter Druck auf die betroffene Stelle am Hals einwirkt. Die Störung wird meist chirurgisch behandelt und bringt den Tinnitus zum Verschwinden.

Eine weitere Rarität ist das sogenannte »Nonnensausen«, Strömungsgeräusche der ohrnahen Venen. Es kann bei Frauen mit Blutarmut (Anämie) während der Menstruation auftreten und verschwindet nach sieben Tagen wieder.

Syndrome mit erblicher Schwerhörigkeit

Es gibt viele Krankheitsbilder mit erblicher Schwerhörigkeit, die auch Tinnitus verursachen können. Dazu gehören etwa das Alport-Syndrom (Nierenfunktionsstörungen) oder das Pendred-Syndrom (Schilddrüsenfunktionsstörungen).

Infektionen

Nach Virusinfektionen kommt es nicht selten zu Schwerhörigkeit. Viren erreichen über das Blut das Innenohr und verursachen dort Entzündungen (z. B. Röteln, Masern, Zytomegalie). Auch über die Gehirn-Rückenmarksflüssigkeit *(Liquor cerebrospinalis)* können infektiöse Viren das Innenohr erreichen (Herpes zoster, Borreliose, Mumps). Bakterien und Viren, die Hirnhautentzündung (Meningitis) verursachen, führen mitunter auch zur Hörminderung mit Tinnitus. Als Spätfolge der Syphilisinfektion beobachtet man eine Entzündung des knöchernen Labyrinths, Schwerhörigkeit und Tinnitus.

Organfunktionsstörungen

Dass Nierenerkrankungen, Diabetes mellitus oder Lebererkrankungen Schwerhörigkeit oder Tinnitus verursachen, ist nicht gesichert und umstritten.

Autoimmunerkrankungen

Innenohrschwerhörigkeit und Tinnitus sind Begleiterscheinungen einiger Autoimmunerkrankungen. Erkrankungen, die dadurch entstehen, dass das Immunsystem körpereigenes Gewebe attackiert. Beim systemischen Lupus (SLE) hat fast jeder zehnte Patient Hörstörungen, die durch Fibrosierung im Innenohr entstehen. Bei Wegener-Granulomatose und Cogan-Syndrom greift das Immunsystem Gefäßwandzellen an, wobei es zu Schäden an der Gefäßversorgungsschicht im Innenohr

kommen kann. Beim McCabe-Syndrom attackiert das Immunsystem direkt Innenohrstrukturen.
Hörstörungen machen sich meist rasch und beidseits bemerkbar, können aber auch als Spätfolge erst nach Jahren auftreten. Oft findet man auch einen endolymphatischen Hydrops. Ein Tinnitus ist fast immer vorhanden.

Nebenwirkung Tinnitus

Giftwirkung auf das Ohr ist eine eher seltene Nebenwirkung von Medikamenten. Noch seltener schädigen Medikamente das Ohr irreversibel. Nachweislich sind dies Aminoglykosidantibiotika und das Chemotherapeutikum Cisplatin.
Hohe Dosierungen (mehr als 1.000–3.000 Milligramm/Tag) von Acetylsalicylsäure (Aspirin, ASS) können Hörstörungen und Tinnitus verursachen, die allerdings immer verschwinden, wenn das Mittel abgesetzt wird.
Gift für die Ohren sind auch wassertreibende Mittel (Diuretika) wie Furosemid und Etacrynsäure sowie intravenös verabreichte Aminoglykosidantibiotika wie Streptomycin/Gentamicin – vor allem wenn sie länger hoch dosiert eingesetzt werden. Reversible Hörstörungen, Tinnitus und Schwindel verursachen Antimalariamittel wie Chinin und Chinidin.
Manchmal lösen Betablocker, Verhütungsmittel (»Pille«) oder Cisplatin Hörminderung aus, seltener Tinnitus.
Ohrgeräusche können auch eine Begleiterscheinung von Drogenmissbrauch sein (Kokain, Marihuana, Heroin).

Tinnitus-Diagnostik

Wenn bei einem Menschen erstmals Ohrgeräusche auftreten, wird der Betroffene aller Wahrscheinlichkeit darauf zunächst mit Beunruhigung und Verunsicherung reagieren. Die Diagnose »Tinnitus« liegt dann schnell auf der Hand. Interessant wird es, wenn man mit verschiedenen Untersuchungsverfahren und Hörprüfungen herauszubekommen versucht, welche ursächlichen Faktoren am Tinnitus beteiligt sind. Mit der heutigen modernen Diagnostik kann ein Arzt das gesamte Hörsystem, vom Trommelfell bis zu höheren Hirnfunktionen, prüfen und beurteilen.

Krankengeschichte

In einer Befragung zeigten sich zwei Drittel der Teilnehmer unzufrieden darüber, wie Ärzte mit dem Tinnitus-Problem ihrer Patienten verfahren. Das mag in erster Linie daran liegen, dass Ärzte nach wie vor viel zu wenig Zeit in das Gespräch mit ihrem Patienten investieren. Vor allem subjektive Symptome wie Schmerz oder Ohrgeräusche überfordern so manchen Therapeuten. Hier mangelt es oft an Einfühlungsvermögen und Sachkenntnis. Eine solche Situation sollten Sie nicht zulassen: Entscheiden Sie sich für einen HNO-Arzt, der zuhören (!) kann, der sich Zeit für Sie nimmt, der Sie als Person und als leidenden Menschen respektiert – und sich mit Tinnitus auskennt!

Das ausführliche Gespräch mit dem Arzt und die Erhebung der Krankengeschichte (Anamnese) sind die wichtigsten Voraussetzungen der erfolgreichen Behandlung. Zunächst stehen die akuten Gesundheitsprobleme im Vordergrund, insbesondere der Leidensdruck durch die oft als bedrohlich empfundenen Ohrgeräusche. Im vertrauensvollen persönlichen Gespräch werden viele, für beide Seiten wertvolle Informationen zur Sprache kommen. Denken Sie daran, dass der Tinnitus in vielen Fällen nach einiger Zeit spontan verschwindet! Das ist schon mal eine grundsätzlich positive Nachricht.

Da alle Hörwahrnehmungen an Emotionen gekoppelt sind, kann es bei Tinnitus zu körperlichen und psychischen Befindlichkeitsstörungen kommen. Deshalb sollte der Zeitaufwand für das Erstgespräch zwischen Arzt und Patient höher sein, als in der HNO-Praxis bei der Behandlung von HNO-Problemen sonst üblich.

Die HNO-Untersuchung ist der erste Schritt.

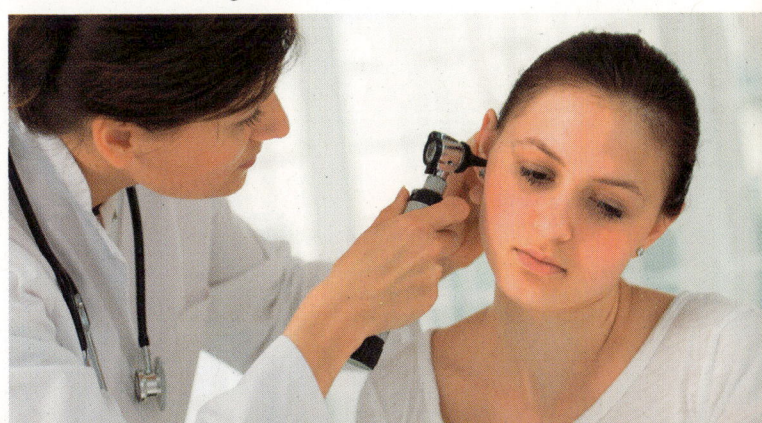

Achten Sie darauf, dass der Arzt genügend Zeit für eine psychosomatische Anamnese aufbringt. Merke: Das vertrauensvolle Gespräch ist bereits Teil des Therapieerfolgs!

Die aktuelle S3-Leitlinie Tinnitus (Februar 2015) empfiehlt, folgende Fragen zu stellen:

⊙ Auf welchem Ohr hören Sie Ihren Tinnitus (rechts, links, beidseits, Kopf)?

⊙ Wann hat Ihr Tinnitus begonnen (rechts, links)?

⊙ Hat Ihr Tinnitus urplötzlich oder langsam einschleichend begonnen (rechts, links)?

⊙ Ist Ihr Tinnitus pulsierend? Falls ja, pulsiert er im Herzrhythmus?

⊙ Welche Ursache(n) vermuten Sie für die Entstehung des Tinnitus?

⊙ Ist Ihr Tinnitus nur in der Stille hörbar?

⊙ Kann der Tinnitus durch gewöhnliche Umgebungsgeräusche maskiert werden?

⊙ Übertönt Ihr Tinnitus alle Geräusche?

⊙ Ist die Lautstärke Ihres Tinnitus im Laufe des Tages immer gleich oder schwankend?

⊙ Wird Ihr Tinnitus durch normale Umgebungsgeräusche lauter?

⊙ Ist Ihr Tinnitus tagsüber ständig da? Gibt es Unterbrechungen, wenn ja, wie lange?

⊙ Ist Ihr Tinnitus belastend?

⊙ Ist Ihr Tinnitus quälend? Von Anfang an oder erst später?

- Sind Sie besonders geräuschempfindlich?
- Können Sie den Tinnitus durch selbstgesteuerte Maßnahmen wie zum Beispiel Verlagerung der Aufmerksamkeit, Entspannung oder andere beeinflussen?
- Bemerken Sie oder andere Personen, dass Sie schlechter hören oder verstehen?
- Ist der Tinnitus zusammen mit einer Hörminderung und/oder Ohrdruck aufgetreten?
- Haben Sie Gleichgewichtsstörungen?
- Ist der Tinnitus zusammen mit heftigem Drehschwindel aufgetreten?
- Lässt sich der Tinnitus durch bestimmte Kopfhaltungen bzw. Kieferbewegungen beeinflussen?
- Lässt sich der Tinnitus durch bestimmte Kiefer-/Kaumuskulaturanspannung beeinflussen?
- Lässt sich der Tinnitus durch körperliche Anstrengung beeinflussen?
- Welche Medikamente nehmen Sie derzeit?
- Wurden Sie wegen schweren Infektionen (z. B. Tuberkulose, Meningitis, Myokarditis, Pneumonie, Malaria etc.) oder einer bösartiger Erkrankung medikamentös behandelt und wenn ja, womit?
- Fanden Ohr-Operationen oder Verletzungen statt?
- Wurden Sie wegen einer bösartigen Erkrankung im Kopf-Hals-Bereich bestrahlt?
- Bestehen Herz-Kreislauf- oder Stoffwechselerkrankungen?

HNO-Untersuchung

Da jeder Tinnitus-Patient auch eine gut behandelbare Ohrerkrankung haben kann, gehören sowohl körperliche als auch alle audiometrischen Untersuchungen zum Diagnoseprogramm. Es geht um Ihre Ohren, ja sicher. Aber es geht möglicherweise auch um Hörverlust, um Rückenprobleme oder Begleiterkrankungen, um Schmerzen und Schwindel, um Depression und Erschöpfung, um Stress und Lebenskrisen – mit einem Wort: Sie leiden als ganzer Mensch, und das Ohr ist in diesem Moment der ausschlaggebende Grund, einen Arzt zu besuchen.

Der Arzt untersucht das komplette HNO-System und wird auch mit einem Stethoskop die Halsregion (pulsierende Geräusche) und die Ohrenregionen abhören sowie mit einem Spekulum in die Gehörgänge blicken. So kann er beispielsweise einen Ohrenschmalzpfropf und den Zustand des Trommelfells (Mittelohrprozesse) erfassen. Nach den Regeln der Kunst ist vor allem bei Tinnitus-Patienten eine sorgfältige audiometrische Diagnostik mit subjektiven und objektiven Hörprüfungen, psychoakustischen Tests sowie psychologischer Diagnostik erforderlich.

Nach Ansicht von Experten werden dennoch häufig wichtige Untersuchungen nicht oder zu »schlampig« durchgeführt. Dabei können peinliche Fehler passieren, wenn etwa eine Mittelohrschwerhörigkeit übersehen wird. Tinnitus-Patienten sind immer eine Herausforderung für den HNO-Arzt und Audiometrie-AssistentInnen. Das Hörvermögen ist durch Ohrgeräusche generell beeinträchtigt, weshalb man Geduld und Zeit aufbringen sollte, um verlässliche Messergebnisse zu bekommen. Hören ist immer subjektiv und emotional!

Mittelohrprüfung

Die sogenannte Tympanometrie ist ein objektives Messverfahren, mit dem die Funktion des Mittelohrs geprüft wird (Impedanzaudiometrie). Durch Messung des akustischen Widerstands des Trommelfells kann man indirekt den Druck im Mittelohr bestimmen, mögliche Mittelohrprozesse erfassen, den Steigbügel-Reflex testen und die Funktion der Gehörknöchelchenkette beurteilen. Bei der Untersuchung wird im Gehörgang ein Unterdruck gefolgt von leichtem Überdruck erzeugt und anschließend mit einer dicht am Gehörgang anliegenden Sonde gemessen.
Bei Tinnitus-Patienten, die häufig auch an einer Geräuschüberempfindlichkeit (Hyperakusis) leiden, sollten Lautstärkeintensitäten von mehr als 90 dB vermieden werden.

Subjektive Hörprüfung

Bei subjektiven Verfahren zur »Vermessung« des Gehörs (Audiometrie) arbeitet der betroffene Patient mit dem Arzt/Assistenten zusammen. Die Antworten des Patienten auf Fragen zu seiner Hörwahrnehmung werden als Messdaten erfasst.

Stimmgabel

Die einfachste Form der Hörprüfung ist der Stimmgabel-
test (Bing-Test). Er wird seit mehr als 100 Jahren benutzt.
Der Arzt kann mit diesem Test unterscheiden, ob eine
Störung des Mittel- oder Innenohrs vorliegt: Der Fuß
einer schwingenden Stimmgabel wird auf den Warzen-
fortsatz des Schläfenbeines (Mastoid/direkt hinter dem
Ohr) aufgesetzt und der Gehörgang mit dem Finger
verschlossen und geöffnet. Beim Hörgesunden und bei
vorliegender Schallempfindungsstörung (Innenohr) führt
der Verschluss des Gehörganges zu einer Veränderung
der Hörempfindung. Meist erscheint der gehörte Ton
lauter. Ist die Schallleitung gestört (Mittelohr), tritt dieser
Eindruck nicht auf.

Tonaudiogramm

Mit diesem Verfahren wird das Hörvermögen über alle
Tonhöhen hinweg (frequenzabhängig) geprüft. Der
Patient bekommt über einen Kopfhörer eine Abfolge
von Sinustönen vorgespielt, deren Lautstärke jeweils
in 5-dB-Schritten erhöht wird, bis der Ton gehört wird.
Dann drückt der Patient einen Knopf und der entsprechende Wert wird in ein Diagramm eingetragen. Auf
diese Weise kann man den gesamten Hörbereich bzw.
mögliche Hörverlustbereiche bestimmen.
Normalerweise werden Dauertöne vorgespielt. Bei Tinnitus kann es sinnvoll sein, die Messergebnisse mit gepuls-
ten Tönen erneut zu überprüfen. Am Ende erhält man

eine grafische Kurve, das Tonschwellenaudiogramm. Ein einfacher Hörtest via Telefon wird vom Trias-Verlag angeboten: 07 11/8 93 13 00. Sollte hier eine Hörschwäche auffallen, wird der Besuch beim HNO-Arzt empfohlen.

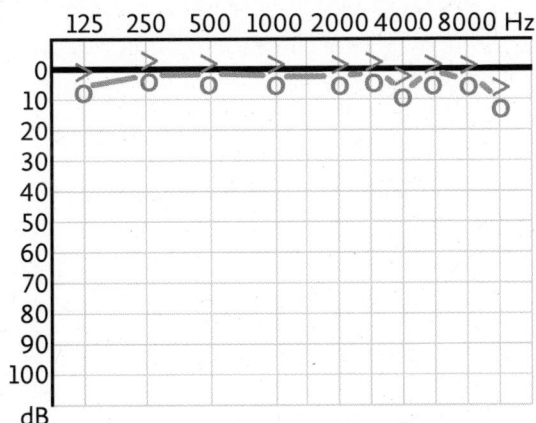

Tonaudiogramm: normal

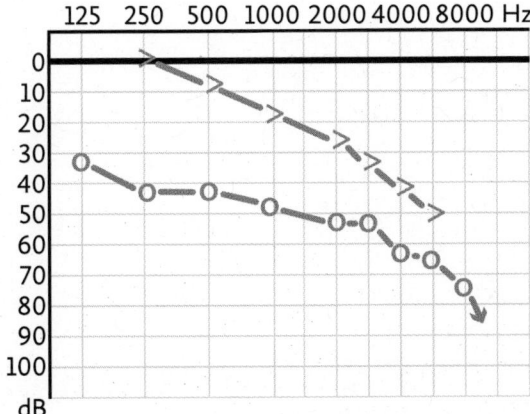

Tonaudiogramm: kombinierte Schwerhörigkeit

Tinnitus-Prüfung

Hier geht es um die Tonhöhe und Klangqualität des Ohrgeräusches. Auf der Grundlage des Tonaudiogramms wird dem Patienten ein Ton aus dem Bereich des größten Hörverlusts mit etwa 10 dB höherer Laustärke vorgespielt. Die Tonhöhe wird dann so lange verändert, bis sie etwa in der Tonhöhe des Tinnitus wahrgenommen wird. Die Genauigkeit der Tonhöhenbestimmung des Tinnitus ist allerdings mit konventionellen Geräten eher gering. Ist der Tinnitus nicht »pfeifend« (tonal), sondern »zischend« (schmalbandig) oder »rauschend« (breitbandig), erreicht man nur mit speziellen Geräten eine genauere Zuordnung. In der Regel liegt der Streubereich der Tinnitus-Tonhöhe bei vier Halbtönen (Terz). Fast immer findet man den Tinnitus in dem Höhenbereich, der dem größten Hörverlust entspricht: meist hohe Töne. Ist die Tonhöhe des Tinnitus grob erfasst, versucht man mit in 2-dB-Schritten ansteigender Lautstärke die individuelle Lautheit des Tinnitus zu bestimmen. Studien zeigen, dass der Tinnitus fast nie lauter als 5 bis 10 dB ist (über der subjektiven Hörschwelle). In der wirklichen Welt leidet der Betroffene aber an dem subjektiv viel lauter wahrgenommenen Ohrgeräusch!

Nun kann man prüfen, ob eine sogenannte *Residual Inhibition* vorliegt – ob ein bestimmter, dem Ohr des Betroffenen angebotener Ton/ein Geräusch den Tinnitus zum Verschwinden bringt oder dessen Lautstärke dämpft. Hat man ein solches Geräusch gefunden, wird es um 10 dB lauter ins Ohr eingespielt und anschließend die Hörwahrnehmung abgefragt. Die Auslöschung des Tinnitus durch ein lauteres Gegengeräusch (Tinnitus-Masker/Verdeckung) hat sich in der Therapie als wenig wirksam erwiesen. In Einzelfällen wird der Tinnitus manchmal leiser wahrgenommen. Heute bevorzugt man knapp überschwellige Rauschgeneratoren (Noiser).

Hyperakusis-Prüfung

Zur Prüfung der Lautstärkeempfindlichkeit, insbesondere einer möglichen Überempfindlichkeit (Hyperakusis), können die subjektiven Unbehaglichkeitsschwellen gemessen werden. Obwohl das Gehör auch mit großen Lautstärken gut zurechtkommt, ist Geräuschüberempfindlichkeit ein weitverbreitetes Phänomen. In einer Befragung gaben mehr als 44 Prozent der Patienten mit chronischem Tinnitus an, auch an Hyperakusis zu leiden. Dem Patienten werden gepulste Reintöne ansteigender Lautheit angeboten, um die Intensität zu ermitteln, die gerade noch ertragen wird. Bei Patienten sollten die Unbehaglichkeitsschwellen bei mindestens drei Frequenzen bestimmt werden: 500, 2.000 und 4.000 Hz.

Psychoakustische Prüfung

Zur Prüfung des Gehörs im Bereich der zentralen Hörverarbeitung gibt es nur begrenzt aussagekräftige Messverfahren. Mit Sprachtests kann man etwa Sprachverstehen, Sprachkompetenz und die Intelligenz prüfen.

Aufwendigere sprachunabhängige psychoakustische Testmethoden befinden sich in Erprobung. Im Hinblick auf die Tinnitus-Diagnostik fehlen zuverlässige Testsysteme für die zentrale Hörverarbeitung.

Objektive Hörprüfung

Es gibt auch Hörprüfungen, die ohne das subjektive Feedback des Patienten auskommen. Das ist die sogenannte objektive audiologische Diagnostik – etwa der Nachweis von Tönen/Geräuschen, die das Ohr selbst produziert.

Frühe akustisch evozierte Potenziale

Bislang hat die elektrophysiologische Forschung noch nichts gefunden, von dem sie sagen könnte: So sieht ein Tinnitus aus. Das betrifft etwa die Ableitung von Strömen (wie beim EEG, Elektroenzephalografie), die im Hörnerv oder in hörverarbeitenden Hirnzentren vorkommen. Eine Methode arbeitet mit frühen akustisch evozierten Potenzialen (FAEP), deren Anwendung auch als Hirnstammaudiometrie/BERA *(brainstem evoked response audiometry)* bezeichnet wird. Bei Hörsturz, Schwindel und chronischem Tinnitus benutzt man das Verfahren, um ein Akustikusneurinom nachzuweisen oder auszuschließen – Treffsicherheit: 90 Prozent.

Transitorisch evozierte otoakustische Emissionen

TEOAE werden Geräusche genannt, die die äußeren Haarzellen der Hörschnecke selbst produzieren (otoakustische Emissionen), wenn sie durch einen kurzen Klickton stimuliert werden.

Nur das gesunde Innenohr produziert solche Geräusche. Jeder Mensch hat, dem Fingerabdruck vergleichbar, ein einzigartiges Muster solcher otoakustischen Emissionen. Für die Diagnostik spielt das Verfahren keine Rolle.

Distorsiv produzierte otoakustische Emissionen

DPOAE werden Geräusche genannt, die die äußeren Haarzellen der Hörschnecke selbst produzieren (otoakustische Emissionen), wenn das Innenohr mit zwei sinusförmigen Schallreizen angeregt wird, deren Frequenzen in einem bestimmten Verhältnis zueinander stehen. So entsteht im Innenohr eine dritte Schwingung mit einer anderen Frequenz. Hier zeigten sich in Studien bei einem größeren Teil der Tinnitus-Patienten bestimmte Auffälligkeiten. Tinnitus wäre demnach ein Nebeneffekt der »fruchtlosen« Verstärkungsaktivität der Haarzellen bei Hörverlust. Bei defekten äußeren Haarzellen (z. B. Lärmschaden) wären DPOAE durchaus zum objektiven Tinnitus-Nachweis geeignet.

Bildgebung

Bei begründeten Verdachtsmomenten, dass das Ohrgeräusch durch eine organische Störung verursacht wird, können moderne bildgebende Verfahren benutzt werden. Bildgebung hilft auch, um möglicherweise tinnitusbezogene Vorgänge im Gehirn sichtbar zu machen.

Die Magnetresonanztomografie (MRT) erzeugt sehr fein aufgelöste Bilder von Gewebestrukturen. MRT eignet sich etwa dazu, um Akustikusneurinome im Innenohr nachzuweisen. Mit der funktionellen MRT (fMRT) und der Positronenemissionstomografie (PET) lassen sich nach akustischer Stimulation Hirnareale darstellen, die an der Hörverarbeitung besonders stark beteiligt sind (auditiver Kortex). Mit der Einzelphotonen-Emissions-computertomografie (SPECT) versucht man derzeit, Tinnitus-Aktivität im Gehirn sichtbar zu machen sowie Informationen über die zentrale Vernetzung der Ohrgeräuschempfindung zu bekommen.

Wenn es Hinweise auf krankhafte Gefäßveränderungen gibt, die oftmals ein pulssynchrones Ohrgeräusch verursachen, kommen Ultraschall (Doppler-Sonografie) und die angiografische Diagnostik zum Einsatz, die mit Kontrastmitteln und Röntgenbildgebung arbeitet.

Halswirbelsäule und Kiefergelenk

Bei akuten und chronischen Erkrankungen der Hals-wirbelsäule, der Kopf-Hals-Übergangsregion sowie des Kiefergelenks und Kauapparats treten nicht selten Störungen des Hör- und Gleichgewichtsorgans auf. Paradebeispiel ist das Schleudertrauma (Beispiel: Autounfall), das Schwindel und Tinnitus verursachen kann. Aufgrund der dicht vernetzten Blutgefäße und Nerven in diesen Regionen ist eine Beeinträchtigung des Ohrs durch Funktionsstörungen im Kopf-Hals-Bereich jederzeit möglich.

Bei der Suche nach Tinnitus-Ursachen durch funktionelle Störungen im Kopf-Hals-Bereich benutzt man vor allem die Inspektion und die Abtastung (Palpation). Hierbei können Fehlhaltungen, Fehlbildungen des Bewegungsapparats, Bewegungseinschränkungen oder Weichteilveränderungen auffallen. Bei der Abtastung wird der Arzt bevorzugt nach »Schmerzpunkten« suchen oder die strukturelle Beschaffenheit der Muskulatur begutachten. Auch Kiefergelenkgeräusche (Knacken, Reiben) können getastet oder mit dem Stethoskop abgehört werden. Von besonderer Bedeutung sind auffällige Schliffflächen auf den Zähnen, die auf nächtliches Knirschen und Pressen hindeuten (Bruxismus), was durchaus Ohrgeräusche verursachen kann. Eine zahnärztliche Okklusionsanalyse hilft hier weiter. Gelegentlich sind auch die Röntgendiagnostik oder Bildgebung mit CT oder MRT nützliche Instrumente, um die Ursache von Ohrgeräuschen im Kopf-Hals-Bereich aufzuspüren.

Psychodiagnostik

Hören ist tief in der Psyche verankert. Die komplexe Vernetzung der zentralen Hörverarbeitung, vor allem die emotionalen Komponenten, betrifft die gesamte menschliche Befindlichkeit. Für Menschen mit Tinnitus ist »die Stille dahin«. Ohrgeräusche wirken *per se* bedrohlich und absorbieren viel Aufmerksamkeit. Tinnitus ist nicht zu überhören. Tinnitus ist penetrant und mitunter sehr dominant.

Der hohe Leidensdruck von Tinnitus-Patienten ist nicht zuletzt das Ergebnis unerträglicher psychischer Belastung. Die Psychodiagnostik arbeitet mit dem persönlichen Gespräch, strukturierten Interviews, Checklisten und Fragebögen. Als psychologische Standardinstrumente gelten derzeit das Strukturierte Interview (STI) und der Tinnitus-Fragebogen (TF).

Psychosomatik

In der psychosomatischen Medizin wird meist ein strukturiertes Erstgespräch durchgeführt, das tiefenpsychologische Aspekte berücksichtigt: Die Beschwerden des Patienten sollen erfasst, das Krankheitsbild soll herausgearbeitet und erkannt, die Lebens- und Krankengeschichte verstanden und eine vertrauensvolle Arzt-Patient-Beziehung aufgebaut werden. In nachfolgenden Gesprächen geht es um das Leiden des Patienten, seine Wünsche und seine Ängste, Haltungen, Erwartungen, mögliche Bewältigungsstrategien und um Beeinflussung aus dem persönlichen Umfeld.

Psychologie

⊙ Ein HNO-Arzt kann im Rahmen der Anamnese ein »strukturiertes Interview« (STI) durchführen. Es handelt sich um eine »Fremdeinschätzung« von Beschwerden, Erkrankungen und Begleiterkrankungen, von tinnitusbezogenen Befunden und Problemen, von Krankheitsbewältigung und psychischer Belastung.

◉ Eine weitere Möglichkeit ist die Selbsteinschätzung der Tinnitus-Belastung durch den Betroffenen. Wie bei der Bestimmung der Schmerzbelastung kann man auch die Belastung durch Tinnitus auf einem Zentimetermaß von 1 (gering) bis 10 (stark) angeben (visuelle Analogskala).

◉ Um die Tinnitus-Belastung genauer zu erfassen, benutzt man Fragebögen. Seit mehr als zehn Jahren gibt es einen Tinnitus-Fragebogen (TF), mit dem der Schweregrad von Ohrgeräuschen sehr gut abgeschätzt werden kann. Mit 40 von 52 Aussagen lassen sich Beeinträchtigungen durch Tinnitus bewerten. In bestimmten Fällen werden bei Tinnitus-Patienten auch zusätzlich spezielle Standardtests eingesetzt (Symptom-Checklist, Beck-Depressionsinventar u. a.).

Eine vereinfachte Version des Tinnitus-Fragebogens ist der Tinnitus-Test der Deutschen Tinnitus-Liga: der Mini-TQ-12. HNO-Ärzte können damit Screening-Untersuchungen der Tinnitus-Belastung durchführen und Veränderungen erfassen. Der Test enthält 12 Fragen, die vor allem Belastungen im Bereich Emotion, Kognition, Anspannung, psychosoziale Belastung, Schlaf- und Konzentrationsstörung betreffen. Aus den Antworten kann man im Ergebnis vier Belastungsgrade ableiten. Der Test dauert nur fünf Minuten, ist bei der DTL abrufbar (www.tinnitus-liga.de), wird dort monatlich hundertfach von Patienten gemacht und ist in 13 Sprachen verfügbar. Den Test finden Sie auf dem Umschlag.

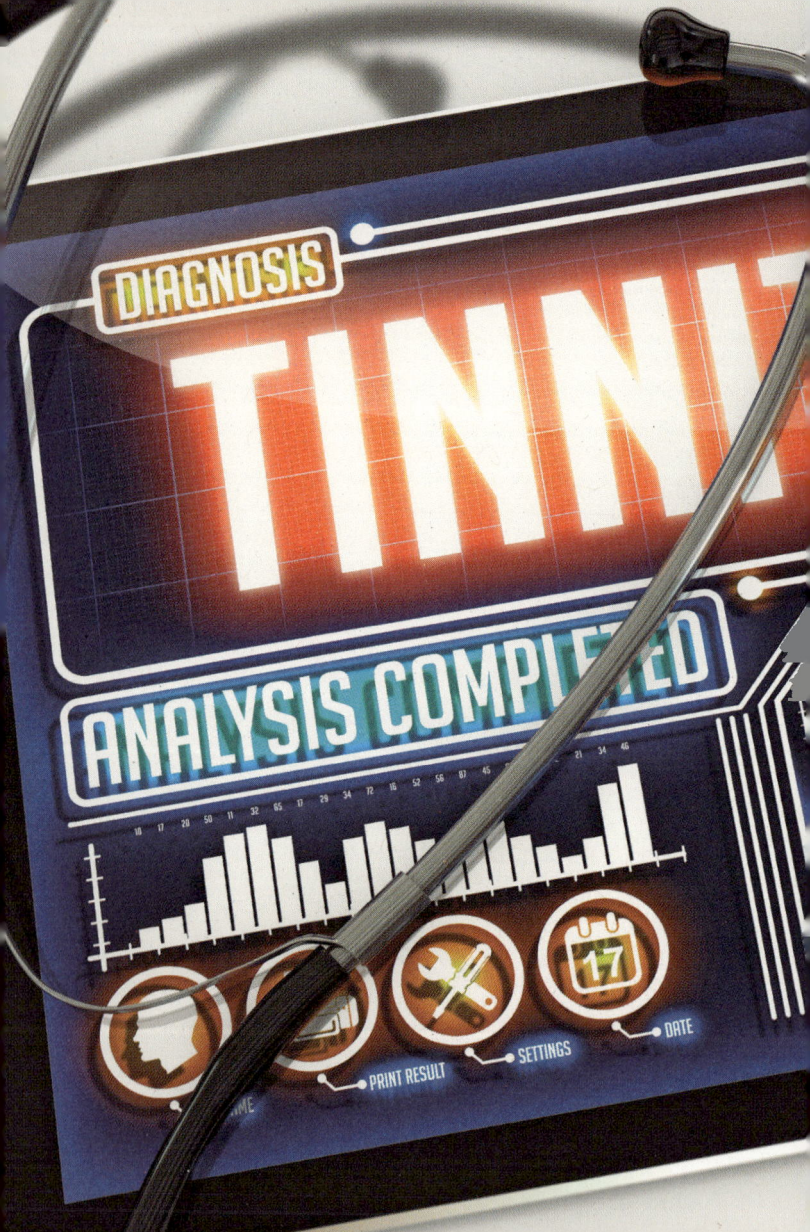

Was tun gegen den Tinnitus?

Erfolgreiche Tinnitus-Therapie bezieht den ganzen Menschen ein: Körper, Psyche und Seele. Neben schulmedizinischen Maßnahmen stehen zahlreiche wirksame ganzheitliche Behandlungsoptionen zur Verfügung.

Therapie bei akutem Tinnitus

Die Behandlung von Ohrgeräuschen ist nach wie vor
schwierig und mit vielen ungelösten Fragen behaftet.
Einerseits möchte man einem Patienten Behandlungs-
angebote machen, andererseits sind die Wirksamkeit
und der Erfolg vieler Maßnahmen oft nicht sicher
einzuschätzen. Gar nichts zu tun, steht nicht zur Diskus-
sion, wenn beunruhigende Ohrgeräusche Leidensdruck
erzeugen. Es muss aber auch daran gedacht werden,
dass verordnete Therapien mehr schaden als nutzen.
Als akuter Tinnitus gelten Ohrgeräusche, die weniger
als drei Monate vorliegen. Die gute Nachricht ist, dass
die Ohrgeräusche häufig nach einiger Zeit spontan
verschwinden. In anderen Fällen gelingt es, den Tinnitus
durch rasche Behandlung mit Medikamenten zu bessern
oder zum Verschwinden zu bringen.

Akuter objektiver Tinnitus

Wenn Ohrgeräusche vom Betroffenen und von Außenstehenden wahrgenommen werden und weniger als drei
Monate anhalten, spricht man vom akuten objektiven
Tinnitus. Derartige Ohrgeräusche kommen sehr selten vor. Sie haben meist organische Ursachen: Tumo-
ren, Gefäßanomalien mit pulssynchronem Rauschen,
Muskelverspannungen im Gaumen oder Störungen der
Ohrtrompete. In der Regel verschwindet der Tinnitus,
wenn die Grunderkrankung behandelt wird.

PULSIERENDES RAUSCHEN

INFO

Manchmal lässt sich bei akutem (im Herzrhythmus) pulsierendem Rauschen trotz aufwendiger Diagnostik keine organische Ursache finden. Als Hauptauslöser gelten Stress und psychische Krisenzustände – dennoch können auch Gefäßerkrankungen (Bluthochdruck, Halsschlagaderverengung u. a.) oder eine Anämie Ohrgeräusche verursachen.

Akuter subjektiver Tinnitus

Wenn Ohrgeräusche nur vom Betroffenen wahrgenommen werden und weniger als drei Monate anhalten, spricht man vom akuten subjektiven Tinnitus. Fast jeder zweite Deutsche hat akuten Tinnitus (Sekunden bis Stunden anhaltend) schon einmal erlebt. Die Ohrgeräusche entstehen im Mittelohr, in der Hörschnecke und/oder in der zentralen Hörbahn.

Ist eine Mittelohrschwerhörigkeit nachweisbar, kann bei etwa zwei Dritteln der Betroffenen ein tieftöniger Tinnitus vorhanden sein. Am häufigsten steckt eine Mittelohrentzündung, gelegentlich auch eine Otosklerose dahinter. Nach Behandlung und Abheilung der Mittelohrerkrankung verschwindet der Tinnitus. Nach einer Otosklerose-Operation bessern sich die Ohrgeräusche, können aber manchmal weiter bestehen oder sogar stärker werden.

Tritt eine plötzliche einseitige Innenohrschwerhörigkeit auf – mit oder ohne Tinnitus – spricht man vom »Hörsturz« – Ursache unbekannt! Dennoch wird vermutet, dass eine Durchblutungsstörung des Innenohrs vorliegt. Da das Innenohr durch Endarterien ohne Querverbindungen (Kollateralen) mit Blut versorgt wird, vermutet man, dass Störungen der Durchblutung Probleme verursachen. In den meisten Fällen wird bei akutem Tinnitus/Hörsturz eine Infusionstherapie durchgeführt, um die Fließeigenschaften des Blutes bzw. die Durchblutung zu verbessern.

INFO

URSACHEN DES AKUTEN TINNITUS

⊙ 33 Prozent: Ursache unbekannt (idiopathisch)
⊙ 33 Prozent: Lärm
⊙ 33 Prozent: Hörsturz, Otosklerose, Lärmtrauma, Morbus Menière u. a.
In den meisten Fällen ist zusätzlich akute oder chronische Schwerhörigkeit vorhanden!

Infusion von Plasmaersatzmitteln

Zwei verschiedene Mittel stehen zur Auswahl: Dextrane und Hydroxyethylstärke. Dextrane wirken blutverdünnend und erhöhen das Flüssigkeitsvolumen in den Blutgefäßen. Dadurch soll die Durchblutung der Hörschnecke verbessert werden. Aufgrund der Gefahr eines lebensbedrohlichen anaphylaktischen Schocks muss ein weiteres Mittel gespritzt werden, was das Nebenwirkungsrisiko weiter erhöht.

Hydroxyethylstärke (HES) gilt demgegenüber als vergleichbar wirksam, wird aber in der Regel vom Patienten besser vertragen. Nebenwirkungen und Kontraindikationen betreffen vor allem das Herz-Kreislauf-System (Bluthochdruck, Herzinsuffizienz). Ein weiterer Nachteil ist zudem, dass HES vorübergehend, während und nach der Anwendung lang anhaltenden und hartnäckigen Juckreiz verursachen kann (bis zu 24 Monate!).

Infusion zur Verbesserung der Durchblutung

Medikamente, die die Gefäße erweitern und dadurch den Blutfluss verbessern sollen, sind Pentoxifyllin und Naftidrofuryl. Nur Pentoxifyllin wird als Infusion eingesetzt, Naftidrofuryl nicht mehr. Es hat entzündungshemmende sowie durchblutungsfördernde Eigenschaften durch Gefäßerweiterung und die Verbesserung der Verformbarkeit roter Blutzellen. Nebenwirkungen sind unter anderem Schwindel, Zittern, Unruhe, Schlaf- und Herzrhythmusstörungen sowie Juckreiz.

Weitere Medikamente zur Infusion

⊙ **Kalziumantagonisten:** Diese Arzneistoffe werden üblicherweise zur Behandlung von Herz-Kreislauf-Erkrankungen eingesetzt. Der Nutzen bei akutem Tinnitus ist bislang nicht belegt.

- **Lokalanästhetika:** Procain wirkt örtlich betäubend, entzündungshemmend, gefäßerweiternd und stabilisierend auf Nervenzellmembranen. Wegen des Risikopotenzials (Nebenwirkungen) wird Procain heute zurückhaltend verwendet.
- **Antiarrhythmika:** Lidocain ist ein Mittel gegen Herzrhythmusstörungen und zur örtlichen Betäubung (Lokalanästhetikum) geeignet. Lidocain kann zur Tinnitus-Therapie nur intravenös injiziert werden. Zur Dauertherapie ist es nicht geeignet.
- **Kortisone:** Die sogenannten Glukokortikoide sind Steroidhormone (z. B. Cortisol, Corticosteron), wirken entzündungshemmend und immundämpfend, beeinflussen den Stoffwechsel, den Wasserhaushalt und das Herz-Kreislauf-System. Man weiß zwar bis heute noch nicht genau, warum, aber Kortisone können offensichtlich Störungen des Innenohrs günstig beeinflussen.
- **Antioxidantien:** Oxidativer Stress, das heißt freie Sauerstoffradikale im Übermaß, die bei Stoffwechselprozessen anfallen, kann auf Dauer Zellschäden verursachen. Für die Behandlung des Hörsturzes wird derzeit Vitamin E bevorzugt. Hoch dosiertes Vitamin C könnte man gleichfalls problemlos einsetzen.
- **Magnesium:** Magnesium ist ein essenzieller Mineralstoff, der im Dünndarm aus der Nahrung aufgenommen wird. In der Tinnitus-Behandlung hat man gute Erfahrungen damit gemacht.

Hyperbare Sauerstofftherapie

Akzeptiert man die Vorstellung, dass die Haarzellen der Hörschnecke bei relativem Sauerstoffmangel geschädigt werden, dann sollte Sauerstoffzufuhr unter Überdruckbedingungen eine Verbesserung der Sauerstoffversorgung (die durch Diffusion erfolgt) bringen. Vor einigen Jahrzehnten wurde die hyperbare Sauerstofftherapie (HBO) noch optimistischer eingeschätzt – vor allem bei Hörsturz mit oder ohne Tinnitus. Für die aktuellen Anforderungen an den Wirksamkeitsnachweis einer Therapie sind wissenschaftlich fundierte Belege für die HBO nicht ausreichend vorhanden. Deshalb – und aus Kostengründen – wird die HBO nicht von den Krankenkassen bezahlt. Im Einzelfall kann die HBO bei Tinnitus aber durchaus erfolgreich sein.

INFO

NOTFALL TINNITUS?

Muss der Patient mit akutem Tinnitus zur Behandlung unbedingt in eine Klinik oder kann das Problem auch beim niedergelassenen Arzt behandelt werden? Hier gibt es keine allgemeingültige Antwort.

Gegen die stationäre Therapie spricht das Risiko, dass der Betroffene sein Symptom verstärkt als Krankheit wahrnimmt. Die Fokussierung auf Ohrgeräusche kann einen späteren Therapieerfolg erschweren oder verhindern!

Was bringt die Akutbehandlung des Tinnitus?

Die Medizin betrachtet den akuten Tinnitus als eine mit dem Hörsturz vergleichbare Funktionsstörung des Innenohrs. Prinzipiell kann man damit rechnen, dass die Ohrgeräusche spontan verschwinden. Es ist bekannt, dass akuter Tinnitus bei 32 bis 70 Prozent der Betroffenen ohne irgendwelche Therapie von selbst verschwindet! Akuter Tinnitus muss nicht behandelt werden, wenn er nicht länger als 24 bis 48 Stunden anhält (durchgehend oder phasenweise). Wenn ausschließlich Ohrgeräusche vorhanden sind, die sich innerhalb von Stunden rückbilden, ist eine Therapie unnötig. Wenn der Tinnitus allerdings länger als zwei Tage andauert und zusätzlich Innenohrschwerhörigkeit bemerkbar ist, wird die HNO-ärztliche Untersuchung empfohlen.

Da die spontane Rückbildungsrate des Tinnitus sehr hoch ist, stellt sich die Frage, wie sinnvoll eine Infusionstherapie zur Durchblutungsverbesserung eigentlich ist. Der Nutzen der Infusionstherapie bei akutem Tinnitus wird unterschiedlich bewertet und ist umstritten. Es gibt Studien, die zeigen, dass mehr als zwei Drittel der Patienten von der Infusionstherapie profitieren. Da Alternativen fehlen, befürworten HNO-Ärzte derzeit die Infusionstherapie nach einem Stufenkonzept im Falle eines länger anhaltenden akuten Tinnitus.

Infusionstherapie, ja oder nein? Wie wollen Sie sich entscheiden? HNO-Ärzte raten zur Infusionstherapie. Die Entscheidung bleibt Ihnen überlassen.

Therapie bei chronischem Tinnitus

Die Behandlung des chronischen Tinnitus konfrontiert die Medizin mit einer Problematik, die fast unlösbar erscheint. Es ist das Problem der »unheilbaren« Krankheiten. Man weiß nicht, wie die Krankheit entsteht, und man weiß auch nicht, wie man sie behandeln soll. Eine frustrierende Erfahrung für die Medizin und die Betroffenen.

Am besten lässt sich chronischer Tinnitus mit chronischem Schmerz (Fibromyalgie) vergleichen. In beiden Fällen handelt es sich ursprünglich um ein Symptom, das zur Krankheit wird, wenn es hartnäckig fortbesteht. Erschwerend kommt hinzu, dass es subjektive Symptome sind, die nur von den Betroffenen wahrgenommen werden. Eine äußerst schwierige Situation für Patienten und Ärzte!

Erfreulich ist, dass sich sowohl auf dem Gebiet der Schmerz- als auch der Tinnitus-Therapie die Haltung von Medizinern und Ärzten während der letzten Jahrzehnte gewandelt hat. Man akzeptiert, dass die Suche nach »spezifischen Heilmitteln« vorerst erfolglos bleibt. Beide »Symptomkrankheiten« sind hochkomplex und schwer zu verstehen. Mittlerweile hat sich deshalb die Erkenntnis durchgesetzt, dass chronischem Tinnitus nur mit der individuell passenden Mischung von Therapiemaßnahmen beizukommen ist. Davon profitieren die Betroffenen.

Das Qualitätsniveau der Tinnitus-Therapie in Deutschland ist vergleichsweise hoch – nicht zuletzt wegen der Aufklärungsarbeit und des Engagements der Deutschen Tinnitus-Liga (www.tinnitus-liga.de). Obwohl chronischer Tinnitus als »nicht heilbar« gilt, so gibt es doch sehr gute Möglichkeiten, das Problem erfolgreich zu bewältigen.

Von chronischem Tinnitus spricht man, wenn die Ohrgeräusche länger als drei Monate unverändert anhalten. Zur Behandlung steht eine breite Palette von Therapieoptionen zur Verfügung: Medikamente (allo- und homöopathisch), hyperbare Sauerstofftherapie, »Umprogrammierung« des Gehirns (z. B. Tinnitus-Retraining-Therapie), Psychotherapie, akustische Hilfsmittel (Hörgeräte, Masker u. a.), Muskel-Gelenk-Therapie sowie ganzheitliche Behandlungsansätze.

Im Einzelfall bringt die richtige Therapiemixtur den Erfolg. Die wichtigste Voraussetzung dafür ist die umfassende Information und Aufklärung über Tinnitus. Ergreifen Sie die Initiative und machen Sie sich kundig!

Bei absehbarer Lärmbelastung ist Gehörschutz auch für Tinnitus-Patienten sehr empfehlenswert.

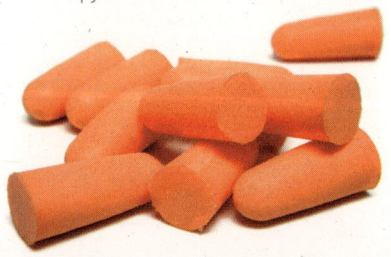

THERAPIEOPTIONEN BEI TINNITUS

INFO

- Intensive Beratung *(Counseling)*
- Medikamente (akuter Tinnitus)
- Spezialverfahren (hyperbare Sauerstofftherapie, transkranielle Magnetstimulation)
- Verhaltenstherapie (ambulant und stationär)
- Akustische Therapien (Tinnitus-Masker, Hörhilfen)
- Tinnitus-Retraining-Therapie (TRT; Beratung, Psycho-, Hörtherapie, Psychosomatik)
- Tinnitus-Desensitivierung (TRT plus kognitive Therapie)
- Manuelle Therapien (Physiotherapie, Chiropraktik u. a.)
- Ganzheitliche Ansätze (Akupunktur, Yoga, Chi Gong, Tai Chi u. a.)
- Entspannungstraining (Autogenes Training, Progressive Muskelentspannung, Atemtherapie nach Holl u. a.)
- Lebensstil (Schlafhygiene, Ernährung, Bewegung u. a.)

Medikamente

Spricht man über mögliche Medikamente, die bei Tinnitus wirksam sein könnten, sollte man immer daran denken, dass Ohrgeräusche in 30 bis 70 Prozent der Fälle spontan verschwinden! Und die Wirksamkeit von Mitteln ohne Wirkstoff (Placebo) ist insbesondere bei chronischem Tinnitus relativ hoch. Sie wird mit bis zu 40 Prozent angegeben – das heißt, fast jeder zweite

Tinnitus-Patient, der mit Placebo behandelt wird, erlebt einen Therapieerfolg! Gegen diesen Placeboeffekt muss sich ein Arzneimittel in der klinischen Prüfung erst einmal behaupten. Es erscheint schwierig bis unmöglich, dass in absehbarer Zeit ein Medikament gegen Tinnitus die hohen Hürden harter Prüfkriterien schaffen wird. Medikamente haben heute in der Tinnitus-Therapie vor allem in der Akutphase ihren Platz. Aber selbst die Infusionstherapie bei Hörsturz/Tinnitus ist in der Medizin umstritten – und ihre Wirksamkeit keineswegs hinreichend belegt. Gleiches gilt für die in der aktuellen S3-Leitlinie Chronischer Tinnitus (2015) aufgeführten »Tinnitus-Medikamente«: Sie werden nicht empfohlen und haben keinen ausreichenden Wirksamkeitsnachweis.

Glutamatantagonisten

Glutamat (Glutaminsäure) ist ein Nervenbotenstoff mit erregender Wirkung. Die Blockade der entsprechenden Zellrezeptoren mit sogenannten Glutamatantagonisten soll Tinnitus günstig beeinflussen.

Das krampflösende (in Deutschland nicht zugelassene) Mittel Caroverin hat angeblich solche Eigenschaften. In Österreich wird das Mittel zur Infusion unter der Bezeichnung »Tinnitin« angeboten. Die kritische Analyse vorliegender Studien (1997, 1998) ergab keinen Nutzen von Caroverin bei Tinnitus oder Hörsturz (2004). Nebenwirkungen waren schlechter Geschmack, Kopfschmerz, Flush, Schwindel und zusätzliches Ohrgeräusch!

Lidocain

Da Lidocain in vielen Fällen Nebenwirkungen verursacht, ist es zur Dauertherapie chronischer Ohrgeräusche nicht geeignet.

»Durchblutungsförderer«

Die Anwendung von Extrakten der Heilpflanze Ginkgo biloba (ein pflanzlicher »Durchblutungsförderer«) wird von Herstellern trotz fehlender Wirkungsnachweise massiv beworben. Auch die Laien- und Fachpresse lässt sich gerne vor den Karren der Arzneiproduzenten spannen, um positiv zu berichten. Eine kritische Prüfung der bislang größten kontrollierten Studie mit einem Ginkgo-biloba-Extrakt ergab, dass keine signifikante Wirkung der Mittel bei Tinnitus zu erwarten ist.

Hyperbare Sauerstofftherapie

Die hyperbare Oxygenierung (HBO) ist ein Therapie-verfahren, bei dem Patienten reinen Sauerstoff unter erhöhtem Umgebungsdruck (Luftdruck höher als nor-maler Atmosphärendruck) für bestimmte Zeiträume/ Intervalle einatmen. HBO kann bei Tinnitus-Patienten wirksam sein – aber nur bei bestimmten Tinnitus-Formen. Hierzu zählen Ohrgeräusche nach Hörsturz, bei Entzündungszuständen, nach einem Knalltrauma, bei Explosions- und Lärmschäden des Ohres.
In der Druckkammer befinden sich die Patienten unter erhöhtem Außendruck der Luft und atmen über eine

Maske reinen Sauerstoff ein. Dadurch steigt der Anteil von freiem gelöstem Sauerstoff im Blut – somit auch im Innenohr, wo die Haarzellen der Hörschnecke dann besser mit Energie versorgt werden.

Die Druckkammer ist eine große Stahlkabine, wo die Patienten wie im Flugzeug nebeneinandersitzen. Entsprechende Kontroll- und Sicherheitsvorgaben für den HBO-Betrieb werden beachtet. Vor der Anwendung werden die Funktionen von Herz, Kreislauf und Lungen kontrolliert. Nur Gesunde dürfen in die Druckkammer. Es hat sich gezeigt, dass die HBO nach erfolgloser Infusionstherapie im Einzelfall durchaus zur Rückbildung der Ohrgeräusche beitragen kann. Ärzte empfehlen bei entsprechender Indikation, die HBO innerhalb des ersten Monats nach Beginn der Tinnitus-Problematik einzusetzen. Nicht alle Krankenkassen finanzieren die Behandlung in der Druckkammer. Lassen Sie sich am besten zusätzlich von der DTL beraten (www.tinnitus-liga.de). Die Erfolgsquote von bis zu 60 Prozent wurde vor allem bei akutem Tinnitus beobachtet.

Transkranielle Magnetstimulation

Die transkranielle Magnetstimulation (TMS) ist ein Verfahren, mit dem Hirnregionen von außen durch starke Magnetfelder stimuliert oder gehemmt werden. Meistens bezieht sich die Anwendung auf den Schläfenbereich. Hiermit kann man im Prinzip die Aktivität von Nervenzellen im auditiven Kortex (Großhirnrinde) blockieren – eine Art »Reset« von Hirnzentren. Da man beim chronischen Tinnitus davon ausgeht, dass eine abnorme Spontanaktivität von Nervenzellen vorliegt, könnte die wiederholte TMS-Anwendung hilfreich sein (rTMS). Studien (2005, 2006) ergaben, dass die Hälfte bis zwei Drittel der Patienten auf rTMS ansprechen. Ob die tinnitusdämpfende Wirkung länger als zwei Wochen anhält, ist unklar. Die häufigste Nebenwirkung sind vorübergehende Kopfschmerzen. Ansonsten gilt das Verfahren als relativ sicher und nebenwirkungsarm.

Gewöhnungstherapien

Was ist Gewöhnung? Aus Sicht der Neurowissenschaft ist Gewöhnung nichts weiter als ein Lernprozess. Ein zunächst stark empfundener und als wichtig eingestufter Sinnesreiz verliert an Bedeutung, wird nicht mehr bewusst wahrgenommen und führt zu keinen weiteren bedeutsamen körperlichen Reaktionen. Ein Beispiel ist der Geruchssinn: Je länger ein bestimmter Duft vorherrscht, desto schneller nimmt man ihn nicht mehr wahr. Dieser Lernprozess wird auch als »passive Auslöschung« bezeichnet. Er gilt für alle Sinneswahrnehmungen (Hören, Sehen, Riechen, Fühlen). Da unser Gehirn bis ins höchste Lebensalter lernfähig bleibt, gilt umgekehrt, dass man Lernprozesse (»An- und Abgewöhnung«) auch aktiv anstoßen und unterstützen kann.
Tinnitus wird zunächst als außergewöhnliche oder gar bedrohliche Wahrnehmung aufgefasst, kann sich hart-

näckig in den Vordergrund der bewussten Aufmerksamkeit drängen und alle Wahrnehmungsebenen störend beeinflussen.Bei Gewöhnungstherapien (Habituationstherapien) geht es darum, die Wahrnehmung des Ohrgeräusches so umzuprogrammieren, dass es zunehmend in den Hintergrund tritt (Desensibilisierung) – dass man sich daran gewöhnt und damit zurechtkommt. Das klappt bei vielen Tinnitus-Patienten erstaunlich schnell und gut!

Man sollte erneut erwähnen, dass Tinnitus regelmäßig mit Hörminderung verbunden ist. Geht der Hörverlust langsam vor sich, versucht das Gehirn sich an diese Veränderung mittels Lernprozessen anzupassen. Man glaubt dann, durchaus noch normal zu hören. Es ist vielleicht ein wenig anstrengender als früher. Höchstens sagen Angehörige etwa: »Geh' doch mal zum Ohrenarzt!« Kommt es plötzlich zum Hörverlust, Ohrgeräusche inklusive, flößt die veränderte subjektive Wahrnehmung Angst ein und man richtet seine Aufmerksamkeit darauf. Der Lernprozess der Verstärkung und Aufrechterhaltung von Ohrgeräuschen beginnt. Das Gehirn strukturiert sich in Richtung Tinnitus-Gedächtnis um. Noch dazu wird Tinnitus als negative akustische Wahrnehmung bewertet und deshalb besonders intensiv »gelernt«. Wie gesagt:

⊙ Objektiv ist Tinnitus in 90 Prozent der Fälle mit einer Hörminderung verbunden. Die Tonhöhe des Tinnitus entspricht dabei meist den Frequenzen des Hörverlustes!

⊙ Objektiv liegt die Lautstärke des Tinnitus nie höher als 5 bis 10 dB über der subjektiven Wahrnehmungs-schwelle (»Blätterrascheln«), wird aber subjektiv deutlich lauter empfunden (»Düsenjäger«)!

Gewöhnungstherapien versuchen, den Lernprozess zu fördern, Störgeräusche herauszufiltern und die negative emotionale Bewertung in die Richtung eines positiv empfundenen Grundrauschens zu verschieben, das als Ruhe aufgefasst wird. Diesen Gewöhnungseffekt kann man aktiv unterstützen und trainieren.

INFO

ACHTUNG: NEGATIVE LERNPROZESSE!

⊙ Tinnitus und Hörverlust sind negativ besetzte Lern-prozesse.

⊙ Falsche und Angst einflößende Ratschläge/Beratung verstärken negative Lernprozesse: »Tinnitus ist bedroh-lich«, »Tinnitus ist gefährlich«, »Tinnitus ist unheilbar«, »gegen Tinnitus kann man nichts machen«.

⊙ Negative Emotionen verstärken negative Lernprozesse: Angst (»Tinnitus wird immer schlimmer!«), Verunsiche-rung (»Muss ich damit leben?«), Hilflosigkeit (»Niemand hilft mir!«), Depression (»Lebensfreude ist dahin!«), Unzufriedenheit (»Es gibt nicht mal Medikamente!«), Frustration (»Ärzte verstehen mich nicht!«), Resignation und Verzweiflung (»Ich halte das nicht mehr aus!«).

Tinnitus-Retraining-Therapie (TRT)

Die Tinnitus-Retraining-Therapie beruht auf dem neurophysiologischen Modell von Jastreboff und Mitarbeitern (1988/90). 1995 wurde die TRT erstmals auf dem internationalen ITS-Kongress vorgestellt. Die TRT wird seither weltweit eingesetzt. Es ist eine multimodale Therapie, bei der Ärzte verschiedener Fachrichtungen im Team zusammenarbeiten. In Deutschland wird die TRT im Rahmen eines DMP *(Disease Management Program)* mit vorgegebenen Therapiestrukturen durchgeführt. Therapiestudien der letzten Jahre haben gezeigt, dass die TRT bei 65 bis 85 Prozent der Patienten zur Besserung des Tinnitus führt.

INFO

TINNITUS-RETRAINING-THERAPIE

- ◉ Ausführliche Krankengeschichte (Anamnese)
- ◉ Audiologische und allgemeinmedizinische Untersuchungen
- ◉ Umfassende Beratung
- ◉ Geräuschtherapie (Rauschgeräte)
- ◉ Beratung und Aufklärung
- ◉ Therapiekontrolle: Interview, visuelle Analogskala, Audiometrie
- ◉ Therapiedauer: ein bis zwei Jahre, Folgetermine monatlich/alle drei Monate

Anamnese und Diagnostik

Am Anfang steht das Gespräch des Arztes mit dem Patienten: aktuelle Beschwerden und die Krankengeschichte. Hier werden auch Besonderheiten der Hörwahrnehmung angesprochen: Tinnitus, Lautstärkeempfindlichkeit, Hörverlust u. a. Anschließend folgen HNO-ärztliche Untersuchungen (Audiometrie, Hörprüfungen) sowie allgemeinärztliche Untersuchungen (Inspektion, Auskultation, Blutwerte u. a.). Sie werden erleichtert sein, wenn die Untersuchung (in der Regel) keine weiteren besorgniserregenden Befunde ergibt.

Beratung (Counseling)

Wissen ist Macht – es ist Ihre Fähigkeit, etwas zu verändern. Diese Binsenweisheit nutzt auch die TRT. Die gezielte Beratung ist das wichtigste Instrument zur Umprogrammierung der Tinnitus-Wahrnehmung. Hier wird versucht, mit dem Ohrgeräusch verbundene negative Emotionen im Großhirn umzustrukturieren. Erster Schritt dazu ist das Verständnis von Hörprozessen im Ohr und im Gehirn – eine Versachlichung des »Dämons« Tinnitus.

Die Beratung findet in Einzelsitzungen statt. Der Berater versucht irrationale Einstellungen, Ängste und neurotische Überzeugungen in Bezug zum Tinnitus zu setzen. Es kann aber sein, dass dabei eine psychosomatische oder psychiatrische Problematik zum Vorschein kommt. Aufgeschlossene Patienten, die an der Bewältigung ihrer

Ohrgeräusche interessiert sind, werden das Angebot einer psychisch orientierten Therapie dann mit Sicherheit nicht ablehnen.

Zu hohe Erwartungen in die Wirksamkeit des Counseling sollten Sie allerdings nicht haben: Beratung allein bringt den Tinnitus nicht zum Verschwinden! Ihr Engagement, Ihre Initiative und Ihre Mitarbeit am Tinnitus-Problem sind gefragt und wichtig für den Therapieerfolg.

Geräuschtherapie

Das zweitwichtigste Instrument der TRT ist die Geräuschtherapie. Regel Nummer eins: Stille meiden! Tinnitus-Patienten wird geraten, ganz bewusst Geräusche »zu suchen« und rund um die Uhr für eine Klangkulisse von Hintergrundgeräuschen zu sorgen. Die Geräusche sollten keine Sprache und keine Elemente enthalten, die Aufmerksamkeit auf sich ziehen. Hier werden etwa Naturgeräusche (Meeresrauschen, Wind) empfohlen. Darüber hinaus kann auch ein Rauschgenerator (Noiser) benutzt werden, der bevorzugt »weißes« Rauschen erzeugt. Die Lautstärke wird so gewählt, dass die künstlichen Ohrgeräusche gerade noch für den Patienten hörbar sind. Das erhöht die Chancen, den Gewöhnungsprozess in Gang zu setzen.

Rauschgeräte sollten (auch bei einseitigem Tinnitus) unbedingt beidseitig getragen werden. Bisherige Erfahrungen mit der TRT zeigen, dass die bewusst gesetzte Geräuschkulisse ein wirksames Hilfsmittel ist.

Bewältigungstherapie (Kognitive Verhaltenstherapie)

»Tinnitus-Bewältigung« bedeutet: Nicht der Tinnitus wird bewältigt (oder verschwindet), sondern das Tinnitus-Problem, das der Betreffende hat. Ziel der Therapie ist die verbesserte Verarbeitung des Tinnitus durch kognitive Umstrukturierung. Ausgangsbasis ist die Vorstellung, dass individuelle Belastung durch Tinnitus nicht von der Art oder Lautstärke der Ohrgeräusche abhängt, sondern von ungünstigen (negativen) Einstellungen oder gedanklichen Prozessen, die den Tinnitus unerträglich machen. Im Gespräch mit dem nachfragenden Therapeuten wird zunächst versucht, den Stellenwert der individuellen Belastung des Patienten herauszufinden. Dann wird nach negativen oder störenden Gedanken gefragt, nach irrationalen Bewertungen (»Absolutheitsanspruch«) und nach »systematischen Denkfehlern« (relativierbare »Tatsachen«) gesucht. Daraus ergibt sich dann ein ganzes Bündel von Auslösefaktoren für Tinnitus-Probleme. Anschließend versuchen der Therapeut und der Patient gemeinsam, neue Reaktionsweisen auf die Auslösefaktoren zu finden.

All dies setzt voraus, dass der Patient überhaupt eine Veränderung seiner Gedankenprozesse und Reaktionen wünscht, dass Veränderungsziele definiert sind und dass eine vertrauensvolle Beziehung zwischen Therapeut und Patient besteht. In der abschließenden Phase findet zwischen Patient und Therapeut ein konstruktiver Dialog statt (Disputationsphase), wo Bewältigungsformeln

gefunden werden. Der Erfolg der kognitiven Umstrukturierung hängt davon ab, dass der Patient die Einübung
und Anwendung der Formeln im Alltagsleben fortsetzt.
Auch hier helfen Geduld und Beharrlichkeit, Selbstvertrauen und Zuversicht enorm weiter.

Der Tinnitus bleibt zwar erhalten, aber er stört nicht
mehr so stark. Ohrgeräusche verlieren deutlich an Stör-
wirkung (vielleicht auch an Stärke), weil sie nicht mehr
abgelehnt und bekämpft werden. Nimmt man Entspannungstraining, Selbsthypnose (Autogenes Training) und
Imagination hinzu, kann das Tinnitus-Problem noch
weiter entschärft werden.

Beispielsweise wird eine solche kognitive Umstrukturierung mit einem Therapeuten im Rahmen von elf Sitzungen durchgeführt. Die planmäßige Tinnitus-Bewältigung
hat sich in Studien als hochwirksam erwiesen (Stabilisie-
rung bis zu zwei Jahre). Nachteil der rein kognitiven Therapie ist der Umstand, dass vorliegende Hörminderun-
gen und deren Einfluss auf die Psyche unberücksichtigt
bleiben. Für Tinnitus-Patienten, die für psychologische
Hilfe aufgeschlossen sind, können die kognitive Verhaltenstherapie plus HNO-ärztliche Betreuung eine erfolgreiche Strategie gegen chronischen Tinnitus sein.

Neurootologisch-psychosomatische Therapie (NPT)

Auf der Suche nach Behandlungen, die die komplexe
Tinnitus-Problematik bestmöglichst berücksichtigen,
entwickelte man eine Strategie breit gefächerter

INFO

TINNITUS-SCHWEREGRAD

Schwere-grad	Kennzeichen	Therapie
1	• kein Leidensdruck	• ein-/zweimaliges Counseling (HNO-Arzt) • Ratgeber-/Selbsthilfe-lektüre
2	• bewältigter Tinnitus • leichte Störwirkung	• Counseling • Entspannungsverfahren • Gewöhnungstherapie
3	• nicht bewältigter Tinnitus • Beeinträchtigung im emotionalen, kognitiven und kör-perlichen Bereich	• ambulante Gewöh-nungstherapie (Gruppe) • NPT • stationäre Therapie (psychische Begleit-störung)
4	• nicht bewältigter Tinnitus • psychische Dekompensation • massive Auswir-kungen auf alle Lebensbereiche	• stationäre Psychotherapie • stationäre Gewöhnungs-/Hörtherapie

(nach ADANO 1998, Goebel/Büttner 2004)

Therapieangebote. Grundsätzlich sind hier sowohl Ohr- und Hörprobleme (neurootologisch) als auch die psychische Situation sowie körperliche Beschwerden (psychosomatisch) miteinbezogen.

Die wirksamen Prinzipien der NPT umfassen eine sorgfältige HNO-ärztliche und psychologische/psychosomatische Diagnostik, individuell passende Aufklärung/Beratung, Hörverbesserung (Hör-, Rauschgeräte), Hörtherapie (Hörwahrnehmung, Störgeräuschunterdrückung), Behandlung von Begleiterkrankungen (Bewegungsapparat, Herz-Kreislauf, Stoffwechsel), psychosomatische oder psychiatrische Behandlung, Entspannungstraining sowie Stressabbau (Verhaltens-, Einstellungsveränderung). Die stufenweise Behandlung richtet sich dann im Einzelfall danach, welchen Schweregrad der Tinnitus hat. Der Schweregrad wird mithilfe des Tinnitus-Fragebogens (TF) bestimmt.

Aufklärung und Beratung

Information über die Hörwahrnehmung, die Entstehung, Eigenschaften und die Prognose des Tinnitus kann bereits Ängste, Verunsicherung und Frustration abbauen helfen. Die Beratung (Counseling) bezieht sich vor allem auf das Symptom Tinnitus, auf die Funktionen des Ohrs, die Schallübertragung und den zentralen Hörvorgang – sowie Beeinflussungsmöglichkeiten bei Tinnitus. Eine wichtige Botschaft: Akuter Tinnitus ist eine beunruhigende Erfahrung, die Aufmerksamkeit auf sich zieht und das vegetative Nervensystem durcheinanderbringt. Es ist schwer möglich, Ohrgeräusche »wegzudenken« oder »nicht zu beachten«, wenn sie da sind. Je mehr man den Tinnitus »nicht wahrhaben« will, desto stärker wird er. Hilfreich sind Tinnitus-Ratgeber, Selbsthilfebücher oder eine Telefonberatung durch die DTL (siehe Infoservice). Zudem gehören auch Aufklärung und Beratung über die Versorgung mit geeigneten Hörgeräten bei Schwerhörigkeit zum Beratungsprogramm.

INFO

TINNITUS-FAKTEN

- Im Lauf der Zeit werden Sie den Tinnitus immer weniger laut empfinden!
- Durch Tinnitus wird sich Ihr Gehör niemals weiter verschlechtern!
- Sie werden durch Tinnitus allein niemals »verrückt«!
- Ihr Tinnitus ist objektiv nie lauter als 5–10 dB über der Hörschwelle!

Hörtherapie

Hören neu lernen, bewusste Hörerfahrungen machen – das ist das Motto der Hörtherapie. Unsere gesamte Kommunikation beruht auf Hören und Verstehen, auf Sprache und Gesprächen. Deshalb beeinträchtigen Hörstörungen wie Tinnitus und Hörverluste die gesamte Kommunikation.

Musiker haben grundsätzlich ein geschultes Gehör. Ein nicht geschultes Gehör bei Tinnitus-Patienten und Hörgeschädigten wird einer Hörtherapie bedürfen, um trotz Störgeräuschen zur bestmöglichen Kommunikation, zum Hören mit Genuss zurückzufinden. Tinnitus-Patienten sollten vom Nutzen der Hörtherapie überzeugt sein und eine mögliche Abneigung überwinden. Die Hörtherapie ist eine der besten Möglichkeiten, das geplagte Gehör auf dem Weg neuroplastischer Strukturveränderungen auf eine Gewöhnung (Habituation) umzuprogrammieren. Jeder Mensch lebt in einer anderen akustischen Realität. Darauf muss die Hörtherapie passend zugeschnitten sein.

Die Hörtherapie beschäftigt sich mit der Schärfung der Hörwahrnehmung, der akustischen Zuordnung von Geräuschen, mit Strategien zum »Überhören« von Tinnitus, mit der Konzentration auf bestimmte akustische Wahrnehmungen bei starker Geräuschkulisse, mit der Hörgeräteversorgung sowie mit Musik-/Klangtherapie.

Musiktherapie

Es gibt auch Versuche mit Musiktherapie. Die tinnituszentrierte Musiktherapie (TIM; nach Cramer) umfasst Hörberatung, Hörtherapie, sensorisch-integrative Musiktherapie, Tiefenentspannung mit Musik und Hörtraining auf CD. Ziel ist dabei, den Patienten über das Hören aktiv vom Tinnitus abzulenken und eine Umprogrammierung der zentralen Hörbahn zu erreichen.

Akustische Gerätetherapie

Technische Hilfsmittel und Geräte, die Hörverluste ausgleichen und Störgeräusche mindern, sind ein wichtiger Teilaspekt im Kampf gegen den Tinnitus. Nicht jeder Patient braucht ein Hörgerät, aber viele Patienten profitieren davon. Verbessertes Hörvermögen erhöht die Chancen für den Therapieerfolg!

Hörgeräte, Rauschgeneratoren und Tinnitus-Instrumente sind vor allem für Betroffene zu empfehlen, die besonders stark unter ihren Ohrgeräuschen leiden. Entscheidend für die Verordnung akustischer Hörhilfen oder tinnitusspezifischer Geräte sind die Befunde der Hörprüfung und der Diagnostik beim HNO-Arzt. Nicht zu vergessen, das Wichtigste: Ihr subjektiver Höreindruck! Kommen Sie mit Ihrem Hörverlust gut zurecht oder nicht?

Wenn Hörverlust bestimmter Frequenzbereiche durch den Ausfall von Haarzellen in der Hörschnecke verursacht wurde und sich die dafür zuständigen Nervenzellen der Hörbahn aufgrund des fehlenden akustischen Inputs »langweilen«, wird angenommen, dass sich die Nervenzellen dann »mit sich selbst beschäftigen« und Spontanaktivität entwickeln: Tinnitus im Bereich des Hörverlustes entsteht. Von dieser Annahme ausgehend leuchtet es ein, dass Ohrgeräusche durch den Einsatz von Hörgeräten eventuell gebessert werden können. Die Nervenzellen der zentralen Hörbahn haben dann ja wieder »etwas zu tun«!

Hörgeräte

Der Markt und der Entwicklungsstand von Hörgeräten ist in ständiger Bewegung. Hörgeräte unterschiedlicher Ausführung und Funktion stehen zur Verfügung. Es gibt Geräte, die hinter dem Ohr oder im Ohr getragen werden, offene und geschlossene Systeme, mit Schallübertragung über die Luft oder den Knochen, teil- und vollimplantierbare Hörhilfen sowie das komplette Hörschneckenimplantat (Cochleaimplantat). Aber auch die Leistungsfähigkeit und Kosten für Hörgeräte variieren stark.

Eine Schwäche von Hörgeräten ist bislang die geringe Verstärkungsleistung bei hohen Frequenzen. Ein Grund dafür sind die Minilautsprecher. Viele Hörgeräte verstärken Frequenzen bis 10.000 Hz, die Verstärkerleistung lässt aber schon ab 5.000 Hz aufwärts deutlich nach. Die beste Hochtonverstärkung liefern implantierbare Hörgeräte. Sie werden aber nur bei bestimmten Indikationen empfohlen und von den Krankenkassen finanziert.

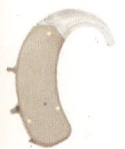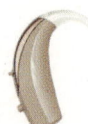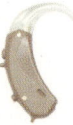

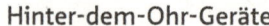

Hinter-dem-Ohr-Geräte

Lange Zeit gab es nur klobige Hörgeräte, die als »Minigurken« hinter dem Ohr getragen wurden und störanfällig waren. In jüngster Zeit hat man gelernt, dass sowohl der Tragekomfort als auch die akustische Ankopplung für die optimale Bauform eine Rolle spielen. Mehr als 90 Prozent aller in Deutschland benutzten Hörgeräte sind Hinter-dem-Ohr-Systeme.

Die Schalleintrittsöffnung befindet sich an der Oberseite des Geräts. Wird Richtmikrofontechnik benutzt, gibt es mehrere Mikrofonöffnungen. In der Regel sind Signalprozessor und Hörer (Minilautsprecher) im Gehäuse integriert, wobei der Schall über einen Hörgerätewinkel, einen kleinen Schallschlauch und ein individuelles/universelles Ohrpassstück in den äußeren Gehörgang geleitet wird. Die Bedienelemente befinden sich oben, die Batterie und Kabelbuchsen unten am Gehäuse. Es gibt auch Geräte mit Fernbedienung sowie automatisierte Geräte ohne Bedienelemente. Sind alle Komponenten gut aufeinander abgestimmt, erreicht man eine optimale Tonübertragung. Als Standard gilt mittlerweile die Versorgung mit offenen Hörgerätesystemen: Der Klang wirkt natürlicher und das Gerät ist bequemer zu tragen. Beim geschlossenen System kommt es häufiger zur verzerrten/unnatürlichen Klangdarstellung (bevorzugt bei der eigenen Stimme), weil sich körpergeleitete Schallanteile zumischen (»Blecheimerstimme«). Bei Geräten mit externem Hörer (RIC) wird der Minilautsprecher am Ende des Gehörgangs direkt vor dem Trommelfell platziert. Das hat den Vorteil, dass ein höhenbetonter geglätteter Frequenzgang der Schallwiedergabe erzielt wird. Solche Geräte sind etwas kleiner, noch unauffälliger und ansprechend gestaltet.

HÖRGERÄTEANPASSUNG

INFO

Hörgeräte haben einen schlechten Ruf. Zu Unrecht!
Das Hörgerät ist doch nichts anderes als »eine Brille
fürs Ohr«. Objektiv betrachtet gibt es nicht den
geringsten Grund für dieses Negativimage – ist doch
das Hörgerät im Vergleich zur Brille fast unsichtbar!
Miniaturisierung und Gerätetechnik ermöglichen eine
Versorgung bei Hörstörungen unterschiedlichster Art.
Wer ein gut angepasstes Hörgerät trägt, wird nicht
mehr darauf verzichten wollen.
Im Gegensatz zur Brille ist beim Hörgerät allerdings
etwas Geduld und eine gewisse Gewöhnungszeit notwendig, bis die optimalen Einstellungen für die Hörhilfe
gefunden sind. Das Gehirn braucht einige Zeit, bis es
sich an den veränderten Höreindruck anpasst.

Da Tinnitus bei einem Großteil der Betroffenen mit
Hörminderung verbunden ist, ist die Versorgung mit
Hörgeräten ein wichtiger Bestandteil der Therapie. Die
optimale Anpassung gelingt dann, wenn der Patient,
der HNO-Arzt und der Hörgeräteakustiker bestmöglich
zusammenarbeiten.

⊙ Zunächst wird der HNO-Arzt eine Hörgeräteversorgung, einen Rauschgenerator oder ein Tinnitus-
   Instrument verordnen.

INFO

- Die Anpassung der Geräte nimmt ein Hörgeräteakustiker vor. Dazu sind mehrere Sitzungen notwendig. Der Akustiker berät auch über die Bedienung der Geräte, übernimmt die Nachbetreuung sowie Service- und Reparaturleistungen. Der Akustiker wird Ihr individuelles Bedarfsprofil erstellen: Ziele, Wünsche, Ausstattung, Nutzung, Kosten, Gerätetyp, Bedienbarkeit, Bauform u. a. Dann folgen die Basis- und Feinanpassung.
- Abschließend kontrolliert der HNO-Arzt mit diversen Untersuchungen den individuellen Erfolg der Hörgeräteanpassung.
- In der Regel ist eine gleitende Anpassung sinnvoll, die allmähliche und schrittweise Normalisierung des Hörvermögens, die sich im Fall von Tinnitus an den Fortschritten der Audiotherapie orientiert. Geräteanpassungen werden durch softwaregesteuerte Programmierung vorgenommen.

Tipps: Hörgeräteakustiker
- Suchen Sie sich einen Hörgeräteakustiker, dem Sie vertrauen!
- Nehmen Sie sich genügend Zeit für die Probeanpassung!
- Achten Sie darauf, dass Ihnen zum Vergleich auch kostengünstige Geräte angeboten werden!

Im-Ohr-Geräte

Jedes zehnte deutsche Hörgerät wird im Ohr getragen. Sie sind als Gehörgangsgeräte konzipiert und können entweder ohne Hilfsmittel oder mittels eines Nylonfadens aus dem Ohr herausgenommen werden. Prinzipiell gibt es solche Geräte in geschlossener oder offener Ausführung. Vorteile sind die natürliche Platzierung des Schallaufnehmers (Mikrofon) an der äußeren Gehörgangsöffnung und der fehlende Schallschlauch. Dadurch ergeben sich verbesserte akustische Übertragungseigenschaften.

Offene Anpassungslösungen sind nur bedingt möglich, da solche Geräte trotz Miniaturisierung den Gehörgangsquerschnitt zum Großteil ausfüllen. Dennoch kann ein offenes Im-Ohr-Gerät gerade für Tinnitus-Patienten attraktiv sein, da es von außen kaum sichtbar ist und dennoch alle nötigen Funktionen mitbringt (Hörhilfe, Rauschgenerator, Tinnitus-Instrument). Allerdings sind Im-Ohr-Geräte störanfälliger, da Ohrenschmalz und Feuchtigkeit die Funktion der Hörhilfe beeinträchtigen können.

Luftleitungshörbrillen

Hier ist die Gerätetechnik nicht hinter dem Ohr untergebracht, sondern in einem Brillenbügel. Hersteller bieten speziell gefertigte Brillenbügel an, die alle Komponenten des Hörgeräts enthalten und fast an jeder Brille befestigt werden können.

Implantierbare Hörhilfen

Hörhilfen, die implantiert werden, versprechen eine verbesserte Schallübertragung, die nicht mit den Problemen der externen Luft- und Knochenschallleitung behaftet sind: knochenverankerte Hörgeräte, Teil- und Vollimplantate sowie Cochleaimplantate.

Teil- und Vollimplantatgeräte

Implantierbare Hörhilfen werden derzeit nur bei medizinischen Indikationen wie chronischer Gehörgangsentzündung/-missbildung, inoperabler Schallleitungsstörung oder Schwerhörigkeit sowie bei Patienten mit besonderem beruflichem Anforderungsprofil verordnet. Derartige Implantattechnologien gelten als zukunftsweisend und haben großes Entwicklungspotenzial zum Nutzen hörgeschädigter Menschen. Es gibt auch Hinweise darauf, dass bestimmte Formen von Tinnitus mit solchen Geräten beseitigt werden können. Das gilt insbesondere für Betroffene mit residualer Inhibition, das heißt bei Motor-Tinnitus mit unkontrollierten und unkoordinierten Kontraktionen der Haarzellen.

Cochleaimplantat

Implantate für die Hörschnecke sind mittlerweile technisch ausgereift. Cochleaimplantate (CI) umfassen eine Hinter-dem-Ohr-Komponente mit Mikrofon, Verstärker, Signalprozessor, Sendespule und Batterie sowie einen implantierbaren Empfänger mit den Elektroden.

Cochleaimplantate werden bei beidseitiger Innenohr-
taubheit, aber auch bei hochgradiger Innenohrschwerhörigkeit eingesetzt. Zudem hat sich gezeigt, dass
Cochleaimplantate Tinnitus günstig beeinflussen können. Möglicherweise ist das Verfahren auch bei einseiti-
ger Taubheit mit Tinnitus des ertaubten Ohrs wirksam.

Tinnitus-Gerätetherapie

Zu Beginn der modernen Tinnitus-Therapie benutzte
man noch akustische Geräte, die mit extern produzier-
tem Schall das Ohrgeräusch möglichst komplett über-
decken (maskieren) sollten. Der tinnitusmaskierende
Effekt äußerer Beschallung wurde bereits in der Antike
beschrieben. Seitdem bekannt ist, wie komplex das Tin-
nitus-Geschehen und wie stark der Einfluss der zentralen
Hörwahrnehmung ist, arbeitet man mit Rauschgeneratoren, die ein knapp überschwelliges Geräusch erzeugen – sodass der Tinnitus gerade noch hörbar bleibt.
Für die Tinnitus-Therapie stehen offene Systeme,
Rauschgeneratoren, Tinnitus-Instrumente sowie
Bedside-Geräte zur Verfügung. Erfahrungen aus der
Praxis haben gezeigt, dass zwei Drittel der Patienten
mit chronischem schwergradigem Tinnitus durch vier-
wöchiges Tragen eines Hörgerätes deutlich gebessert
waren. Bei einem Drittel der Patienten blieb das Hörgerät
wirkungslos. Viele Patienten profitieren offensichtlich
vom Hörgerät, da auch das Kommunikationsverhalten
günstig beeinflusst wird.

Offene Hörgeräte

Treten Ohrgeräusche in Verbindung mit Hörverlust auf (was häufig der Fall ist), kann man mit einem offenen Hörgerät (statt eines Rauschgenerators) eine gute Langzeitverbesserung erreichen. Auch dann, wenn das Hörvermögen nicht so schlecht ist, dass unbedingt ein Hörgerät nötig wäre. In jedem Fall verbessert das Hörgerät bei Patienten mit Tinnitus plus Hörminderung die Wahrscheinlichkeit, den Tinnitus in den Griff zu bekommen.

Rauschgeneratoren

Bei Patienten ohne Hörverlust kann ein Rauschgenerator (Noiser) hilfreich sein. Solche Geräte werden hinter dem Ohr oder im Ohr getragen und erzeugen ausschließlich ein Rauschsignal. Das extern erzeugte Rauschen zur Ablenkung der Hörwahrnehmung wird über ein offenes Ohrpassstück in das betroffene Ohr geleitet. Die natürliche Schallübertragung und die Kommunikationsfähigkeit sollen ungestört bleiben. Der Anwender kann den Rauschpegel selbst regulieren. Rauschgeräte sind Heil-/ Hilfsmittel, die vom HNO-Arzt für Tinnitus-Patienten verordnet werden. Kosten für das Gerät und die Anpassung durch den Akustiker übernehmen die Krankenkassen.

Tinnitus-Instrumente

Für Patienten mit Tinnitus und Hörminderung stehen Geräte zur Verfügung, die sowohl eine apparative Hörhilfe als auch einen Rauschgenerator besitzen.

Tinnitus-Geräte im Einsatz

Rauschgeneratoren führen nicht immer zur erhofften tinnitusdämpfenden Wirkung. Aus diesem Grund räumen Krankenkassen und Akustiker eine vierwöchige Probierphase für solche Geräte ein. Man kann dann in unterschiedlichen Hörsituationen testen, ob das Gerät die Erwartungen erfüllt. Da das normale Hören erhalten bleiben soll, wird eher zum Hinter-dem-Ohr-Gerät mit möglichst unauffälligem und kleinem Ohrpassstück geraten. Die Geräteelektronik befindet sich dann hinter dem Ohr und das Rauschsignal wird über einen Schallschlauch in das Ohrpassstück im Gehörgang übertragen. Es gibt auch Geräte, die unauffällig in die Ohrmuschel eingepasst werden. Sprechen Sie mit Ihrem HNO-Arzt darüber, wann Sie mit dem Gerätetraining beginnen sollen.

Im Gespräch mit Ihrem HNO-Arzt sollten Sie entscheiden, ob das Gerät nur an einem Ohr oder beidseits eingesetzt wird. Bei einseitigem Tinnitus muss in jedem Fall das betroffene Ohr versorgt werden. Wird der Tinnitus »weiter oben« in der zentralen Hörbahn wahrgenommen, trägt man an beiden Ohren Rauschgeneratoren. In manchen Fällen ist ein Gerät sinnvoll, das zwei oder mehrere Frequenzbänder produziert, die nach Bedarf angewählt werden.

Das Gerät ist dann zu tragen, wenn die Umgebung ruhig ist – anfangs am besten zwei bis drei, später zwei bis sechs Stunden täglich. Sie können die Tragedauer stundenweise aufteilen (z. B. morgens und abends).

Viele Patienten bemerken rasch die günstige Wirkung auf den Tinnitus. Zunächst stellen Sie die Lautstärke des Rauschens in ruhiger Umgebung so ein, dass die Pegel des Rauschens und des Tinnitus etwa gleich sind. Dann regeln Sie die Lautstärke des Rauschens so weit herunter, dass Sie nur noch ein minimales Rauschen hören. Das ist die therapeutische Lautstärkeneinstellung. Widerstehen Sie der Versuchung, den Rauschpegel so hoch einzustellen, dass das Ohrgeräusch verdeckt wird. Das mindert Ihre Erfolgschancen. Lassen Sie die therapeutische Lautstärkeneinstellung den ganzen Tag über unverändert. Manche Patienten tragen das Gerät bis zur Schlafenszeit oder schlafen mit dem Gerät am Ohr ein. Das kann sich durchaus positiv auf Schlafstörungen auswirken. Erwacht man nachts, hat das Rauschen einen einschläfernden Effekt: Ihr Gehirn hat gelernt, dass Rauschen entspannend wirkt. Frühestens nach zwei Monaten können Sie mit einer spürbaren Wirkung des Gerätetrainings rechnen. Es kann aber auch bis zu einem Jahr oder noch länger dauern, bis Sie positive Effekte bemerken. Konzentrieren Sie sich bevorzugt auf das Rauschgeräusch. Ist der Tinnitus nicht mehr zu hören, führen Sie Ihre Therapie dennoch einige Zeit weiter. Wenn die Umgebungsgeräusche lauter als das Rauschen sind, schalten Sie das Gerät ab. Die Gerätetherapie ist dann beendet, wenn Sie Ihr Ohrgeräusch als belanglos wahrnehmen – oder wenn es verschwunden ist. Falls nötig, können Sie jederzeit wieder mit dem Gerätetraining beginnen.

Muskel-Gelenk-Therapie

Im Kopf-Hals-Bereich hängt alles mit allem zusammen: zentrale und periphere Blutgefäße und Nerven, Knochen, Gelenke und Muskeln. Und der Hals ist sozusagen das »Nadelöhr« für alle »Versorgungsleitungen«, die in die Peripherie führen. Die Ohren, das Innenohr und das Gleichgewichtsorgan sind in ein Strukturgeflecht von Knochen, Gelenken, Nerven und Blutgefäßen eingebettet. Besondere Beziehungen des Hörorgans bestehen etwa mit dem Kiefergelenk und der oberen Halswirbelsäule. Da wundert man sich nicht, dass Tinnitus in manchen Fällen mit Funktionsstörungen und Strukturproblemen dieser Körperteile zu tun hat. Ohrgeräusche, die durch Muskel-, Gelenk- und Nervenprobleme im Kopf-Hals-Bereich verursacht werden, kommen fast nie isoliert vor, sondern sind in der Regel von Schwindelsymptomen begleitet.

Tinnitus-Auslöser

Hinweise darauf, dass Ohrgeräusche durch Kopf-Hals-Probleme ausgelöst werden, gibt etwa schubweise oder anfallsartig auftretender Tinnitus, meist einseitig. Tinnitus kann auch abhängig von der Kopf- und Körperhaltung sowie verletzungsbedingt (Schleudertrauma) vorkommen oder zusammen mit segmentbezogenen Schmerzen/Missempfindungen. Darüber hinaus sind Muskelverspannung, Zahn- und orthopädische Behandlungen sowie Haltungsschäden (Skoliose, Beckenschiefstand u. a.) bekannte Tinnitus-Auslöser. Bei akuter

Kopfgelenksblockade (am Atlas) bemerkt man häufig einseitig tieftönige und dumpfe Ohrgeräusche. Typisch für Funktionsstörungen in der Kopf-Hals-Region ist ein phasenweise auftretender, mittel- bis hochtöniger Tinnitus, häufig Rauschen.

INFO

TINNITUS-AUSLÖSER: KOPF UND HALS

- ⊙ Übertriebene manuelle Therapie an der Halswirbelsäule
- ⊙ Nächtliches Zähneknirschen/-pressen (Bruxismus)
- ⊙ Schnelle Blickfolgen/Kopfwendungen
- ⊙ Beschleunigungsverletzungen (Schleudertrauma)
- ⊙ Kräftige Kiefermahlbewegungen

Tinnitus-Diagnostik Kopf-Hals

In jedem Fall wird der HNO-Arzt die Funktionen des Gehörs und des Gleichgewichtsorgans untersuchen. Zusätzlich sollte er die Körperhaltung inspizieren, um Fehlhaltungen oder Verspannungen zu erfassen. Durch Tastung auf der Haut können Muskelverspannungen, die Hautempfindung, schmerzhafte Zonen und Schmerzpunkte entdeckt werden. Der Arzt wird auf Kiefergelenkgeräusche achten, etwa Knacken oder Reiben, und die Kiefer abtasten. Möglicherweise wird er zum Besuch beim Zahnarzt raten, der eine Okklusionsanalyse machen kann. In unklaren Fällen ist diagnostische Bildgebung mit Röntgen, CT oder MRT sinnvoll.

INFO

HÄUFIGE BEFUNDE BEI KOPF-HALS-BEZOGENEM TINNITUS

- Akute einseitige Innenohrschwerhörigkeit (Tieftonbereich)
- Geräuschüberempfindlichkeit (Hyperakusis)
- Schwankschwindel

Therapie bei Kopf-Hals-Problemen

Um Kopf-Hals-Störungen mit Tinnitus-Problematik nachhaltig zu behandeln, ist Teamarbeit gefragt: unter anderem HNO-Arzt, Orthopäde, Zahnarzt, Physiotherapeut, Krankengymnast, Osteopath, Chirotherapeut. Falls der Betroffene über Schmerzen klagt, muss eine wirksame Schmerztherapie durchgeführt werden.

Schmerztherapie

Schmerzen verursachen Muskelverspannung und gehen am Bewegungsapparat vor allem von Gelenken aus. Das betroffene Gelenk wird dann meistens ruhig gestellt. Zur Behandlung ist aber oftmals ein gewisses Maß an Bewegung (passiv oder aktiv) sehr hilfreich. Schmerzen jedweder Ursache sollten möglichst sofort beseitigt werden, damit sich kein Schmerzgedächtnis oder ein chronisches Schmerzproblem entwickelt – auch Schmerzen werden gelernt! Je besser die Schmerztherapie, desto größer ist der Therapieerfolg bei Kopf-Hals-Problemen.

- Manchmal verschwinden Schmerzen, wenn ein Chiro-therapeut oder Osteopath die richtigen Handgriffe einsetzt.
- Mitunter helfen kurzzeitig verordnete Medikamente zur Muskelentspannung (Muskelrelaxantien) dabei, den Schmerz und den Tinnitus zu lindern, oder ermöglichen erst bestimmte manuelle Therapien. Solche Mittel haben Nebenwirkungen!
- Für kurze Zeit (Tage) kann man auch hoch dosierte Schmerzmittel der Klasse nichtsteroidale Antirheu-matika (NSAR) einsetzen (Ibuprofen, Aspirin u. a.), die antientzündlich wirken. Bei akuten unerträglichen Schmerzen spricht nichts gegen den kurzzeitigen Ein-satz von Morphinen (z. B. Tilidin). Alle Medikamente haben Nebenwirkungen.
- Zur Schmerzbehandlung, aber auch bei Tinnitus ist die Neuraltherapie geeignet. Hierbei wird an bestimmten Triggerpunkten ein lokal betäubendes Mittel (z. B. Lidocain) eingespritzt.

Physiotherapie

Bei akuten Beschwerden an der Halswirbelsäule benutzt man bevorzugt Kältereize. Triggerpunkte am Hals kön-nen mit Druck oder Kälte (Eiswürfel) behandelt werden. Das wirkt schmerzlindernd. Bei chronischen Wirbelsäu-lenproblemen wird Wärme eingesetzt. Gelegentlich hilft die Elektrotherapie (Gleichstrom) bei Beschwerden an der Muskulatur, am Bandapparat oder an Gelenken.

Manuelle Therapie

Die manuelle Lösung von Gelenkblockaden kann Tinnitus schlagartig bessern. Die Chirotherapie ist eine Heilbehandlung bei Funktionsstörungen und Beschwerden, die den Bewegungsapparat betreffen. Zur Behandlung von Funktionsstörungen an der Halswirbelsäule stehen manualtherapeutische Techniken zur Verfügung. Vor allem die Beseitigung von Gelenkblockaden gelingt oft rasch. Fachkundig durchgeführt ist die Chirotherapie meist ein sicheres und zuverlässig wirksames Verfahren.

Osteopathie

Osteopathie ist ein Heilverfahren, das sich mit der manuellen Behandlung von Störungen der Bindegewebe, Muskulatur und Gelenke sowie auch innerer Organe befasst. Die Therapeuten sollten nicht nur fachspezifisch ausgebildet sein, sondern auch Kenntnisse und Erfahrungen mit Massagen, mit Physiotherapie, Kinesiologie bis hin zur kraniosakralen Osteopathie haben – im besten Fall. Ein erfahrener Osteopath wird nicht viele Sitzungen brauchen, um Ihnen nach einer fundierten Diagnostik helfen zu können. Gesetzliche Krankenkassen übernehmen die Kosten meist nicht.

Bewegungstherapie

Für Tinnitus-Patienten sind insbesondere ganzheitliche Bewegungstherapien wie Tai-Chi oder Qigong sehr gut geeignet. Vom regelmäßigen Training profitieren

Sie nicht nur in Bezug auf Ihr Tinnitus-Problem. Sie können auch mehr Gelassenheit erreichen, Stress abbauen und die Balance von Körper und Seele unterstützen. Die meisten Krankenkassen übernehmen die Kosten.

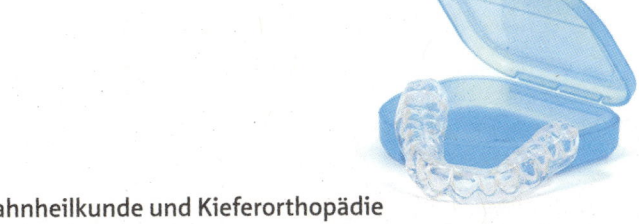

Zahnheilkunde und Kieferorthopädie

Bei Tinnitus, der zusammen mit Zahn- und Kieferproblemen auftritt, ist der Zahnarzt oder der Kieferorthopäde der richtige Ansprechpartner. Der Zusammenhang wird dann augenfällig, wenn Sie vorher eine Zahnbehandlung bekommen haben oder wiederholt Gesichts- und Ohrenschmerzen vom Kiefergelenk ausgehen. Auch wenn Sie starke Verspannungen im Kiefergelenk und in der Kaumuskulatur spüren oder nachts mit den Zähnen knirschen (Bruxismus), sollten Sie einen Zahnarzt aufsuchen. Fehlstellung von Ober- und Unterkiefer, Fehlfunktionen der Kiefergelenke und Zahnspangen bei Kindern können Tinnitus-Auslöser sein. Der Arzt wird eine Okklusionsanalyse durchführen oder ein Kiefermodell anfertigen. Mit einer individuellen Aufbissschiene kann man seine Zähne vor allem nachts vor Schäden durch Knirschen und Pressen schützen.

Ganzheitliche Therapie

Alles ist mit allem verbunden. Eine Binsenweisheit – die gerne, auch absichtlich, vergessen wird. Bei chronischen Ohrgeräuschen bieten ganzheitliche Therapiekonzepte ganz besondere Vorteile. Die Einflussnahme medizinischer und technischer Maßnahmen auf biologische Hörprozesse ist spätestens an den Schallaufnehmern im Innenohr beendet. Spezifische Tinnitus-Medikamente gibt es nicht.

Chronische Ohrgeräusche sind eine Sache, die sich »im Kopf« abspielt. Das ist Ihre Chance, die Umprogrammierung der störenden Hörwahrnehmung aktiv selbst zu übernehmen. Dazu brauchen Sie ein waches Bewusstsein, Geduld und Zuversicht – salopp ausgedrückt: Sie benutzen Ihre eigene »Software« im Kopf. Ganzheitliche Therapiemaßnahmen bieten hier eine große Fülle von Möglichkeiten.

Sinn und Zweck jeder Tinnitus-Therapie ist die Ablenkung der Aufmerksamkeit mit dem Ziel, dem Tinnitus den Status des unbedeutenden Schattendaseins zuzuweisen – oder ihn vielleicht auf diesem Wege ganz loszuwerden. Lenken Sie Ihre Aufmerksamkeit auf die Dinge, die Ihnen wirklich guttun: ein gesundheitsbewusster Lebensstil, Gelassenheit statt Stress, Genuss und Lebensfreude, Herausforderung und Entspannung, körperliche und geistige Bewegung, Lust und Liebe, positives Denken – jeder Tag Ihres Lebens kann ein guter Tag sein!

Erholsamer Schlaf

Was Schlaf ist, ist nach wie vor rätselhaft. Sicher ist, dass Wachen und Schlafen wie zwei Seiten einer Medaille zusammengehören. In beiden Zuständen ist der Körper sehr aktiv. Alle Vorgänge im Schlaf folgen dem Takt der inneren Uhr. Der erste und wichtigste Taktgeber ist der Tag-und-Nacht-Rhythmus. Es besteht aber kein Zweifel daran, dass Schlaf lebensnotwendig ist, dass Schlafmangel krank macht, und dass erholsamer Schlaf sehr gesund ist.

Das Gehör ist auch während des Schlafs »in Betrieb«, allerdings vom bewussten Hören abgekoppelt. Es ist im Schlaf zentral so eingestellt, dass nur eine »Alarmfunktion« bei ungewöhnlichen Geräuschen als Wachsignal wirkt. Ein- und Durchschlafstörungen gehören zu den häufigsten Begleitproblemen bei chronischen Ohrgeräuschen. Es ist aber keineswegs so, dass daran immer der Tinnitus »schuld« ist. Schlaf und Tinnitus sind zwei vollkommen unterschiedliche Phänomene – auch mit Tinnitus kann man erholsam schlafen!

Normaler Schlaf

Nur wer wirklich müde ist, wird einschlafen. Schlaf kommt von selbst, ohne unser Zutun. Zunächst sinkt man in leichten Schlaf (Stadium 1 oder 2). Der Schlaf vertieft sich (Stadium 3 oder 4). Dann wird der Schlaf schrittweise leichter und man erreicht abschließend den REM-Schlafzustand. Es folgt ein nächster Schlafzyklus von

90 Minuten nach gleichem Muster. Der normale Schlaf ist individuell verschieden ausgeprägt: Es gibt Kurz- und Langschläfer, Leicht- und Tiefschläfer, Morgen- und Abendtypen. Nächtliches Erwachen ist völlig normal – eine Sicherheitsmaßnahme der Natur. Am Tinnitus allein kann es nicht liegen, wenn Ihr Schlaf nicht erholsam ist.

Schlafstörungen

Nur Schlafprobleme oder doch echte Schlafstörungen? Schwierige Frage. Manchmal schläft man vielleicht nicht ganz so gut, wie man möchte. Glauben Sie nicht, Sie hätten eine echte Schlafstörung! Die kommen selten vor. Bei Tinnitus-Patienten findet man nur selten organische Ursachen für Schlafstörungen. In schweren und unklaren Fällen hilft das Schlaflabor weiter.

In der Regel können Sie davon ausgehen, dass Ohrgeräusche nicht die Ursache Ihrer Schlafstörungen sind: Objektiv ist der Tinnitus so leise, dass er den Schlaf nicht stören kann, auch wenn Sie ihn als sehr laut empfinden. Es stecken fast immer psychische Probleme hinter den Schlafstörungen.

Ein Mittel, das exklusiv den natürlichen Schlaf bringt, gibt es nicht. Schlafmittel können im besten Fall Schlaf anstoßend und Schlaf fördernd sein. Bei pflanzlichen Schlafhilfen braucht man Geduld, da die Wirkung verzögert einsetzt. Schlaftees mit Baldrian, Hopfen, Melisse, Lavendel, Passionsblume oder Johanniskraut wirken Schlaf fördernd. Synthetische Schlafmittel (Hypnotika) haben den Nachteil, dass Nebenwirkungen auftreten und dass sie abhängig machen. Kein Schlafmittel wird Schlafprobleme auf Dauer lösen. Das beste Mittel ist die genaue Kenntnis der eigenen Schlafmuster und die dazu passende Lebenseinstellung.

Das sind die wichtigsten Fragen, die sich Tinnitus-Patienten mit Schlafstörungen stellen sollten: Gibt es noch andere Schlafstörer außer Ohrgeräuschen? Wie haben Sie vor Beginn des Tinnitus geschlafen? Ist der Tinnitus nur der »Sündenbock« für andere Probleme?

Gesunde Ernährung

Ein gesunder Lebensstil ist ohne gesundheitsbewusste Ernährung nicht möglich. Gesunde Ernährung könnte so aussehen: nicht zu viel, nicht zu wenig, möglichst frisch, möglichst abwechslungsreich, möglichst regional und saisonal, möglichst nährstoffreich, ausreichend energiereich. Ein optimales Nährstoffangebot wirkt lebensverlängernd, macht Sie widerstandsfähig gegen Stressbelastung, beugt Erkrankungen vor und verringert die Wahrscheinlichkeit, dass sich chronische Beschwerden oder Krankheiten entwickeln. Fakt ist: Es gibt keine Tinnitus-Diät – ein gesunder Lebensstil ist das, was Sie brauchen!

Gesund essen

Experten empfehlen 30–40 Prozent Ballaststoffe, 15–20 Prozent Eiweiß und 25–40 Prozent hochwertige Fette als ausgewogene Mischung. Die Fette sollten aus einem Drittel gesättigter, einem Drittel ungesättigter Fettsäuren sowie einem Drittel mehrfach ungesättigter Fettsäuren bestehen. Essen Sie nur so viel, wie Ihr Körper an Nährstoffenergie braucht. Die benötigte Energie in Ruhe ist der Grundumsatz. Energiemaß ist die Kalorie (kcal).

⊙ Hauptziel ist die fettbewusste, eher fettarme Ernährung. Von Nulldiäten und »fettfreien« Ernährungsprogrammen wird abgeraten, da lebenswichtige Nährstoffe entzogen werden. Essen Sie mageres Fleisch und Geflügel, Fisch sowie Käse. Bevorzugen Sie hochwertige Fette und Speiseöle.

⊙ Abwechslungsreiches Essen schmeckt und ist vollwertig. Stellen Sie Ihren Speiseplan vielfältig und sorgfältig zusammen. Täglich reichlich frisches Obst und Gemüse sind empfehlenswert. Pflanzliche Lebensmittel sollten den Hauptteil der täglichen Nahrung ausmachen – am besten fünf Portionen pro Tag (www.5amtag.de).

⊙ Jeder Mensch braucht mindestens 1,5 bis 2 Liter Flüssigkeit pro Tag, in Form von Wasser, Kräutertees oder kalorienarmen/-freien Getränken.

⊙ Der Nährstoffbedarf sollte ausschließlich durch Lebensmittel gedeckt werden. Nahrungsergänzungsmittel (Vitamin-/Mineralstoffpillen) sind bei Gesunden überflüssig, kosten Geld und haben zweifelhaften Nutzen.

Entspannungsverfahren

Stress gilt heute gemeinhin als Risikofaktor, wenn nicht gar als Ursache von Ohrgeräuschen. Es liegt deshalb auf der Hand, dass Stressabbau und bewusste Entspannung wirksame Maßnahmen zur Bewältigung von Tinnitus-Problemen sind. Zahlreiche Studien haben gezeigt, dass Entspannungsverfahren ein Weg sind, besser mit chronischen Ohrgeräuschen zurechtzukommen.

Früher glaubte man, dass Entspannung die Durchblutung der Hörschnecke günstig beeinflusst. Heute geht man von der Annahme aus, dass ein entspannter Mensch Ohrgeräusche besser erträgt, das heißt, dass die Toleranz des zentralen Nervensystems gegenüber Ohrgeräuschen erhöht ist. Je entspannter ein Mensch ist, desto weniger reagiert er auf den Tinnitus.

Autogenes Training (AT)

Das Autogene Training (AT) ist eine auf Autosuggestion (Selbsthypnose) beruhende Entspannungsmethode. Der Begriff »Autogen« ist dem Griechischen entlehnt und bedeutet sinngemäß »selbst erzeugt«. Das Autogene Training ist heute weltweit als Entspannungsmethode und psychotherapeutisches Verfahren anerkannt.

Im AT erreicht man den Zustand der konzentrativen Selbstentspannung durch regelmäßige Konzentrationsübungen in Entspannungshaltung, im Liegen oder Sitzen. Die Grundstufe umfasst Übungen zur Muskel- und Gefäßentspannung sowie Organübungen, die Herz und

Atmung betreffen. Im Übungsverlauf kommt es zur beruhigend wirkenden vegetativen Umschaltung, die sich von den Gliedmaßen ausgehend im ganzen Körper ausbreitet (Generalisierung). Im Zustand entspannter Wachheit erleben AT-Übende in der Grundstufe Schwere, Wärme, Atem- und Herzrhythmus, Bauchwärme und Stirnkühle. In der Mittelstufe, wenn man die AT-Grundstufe beherrscht, werden formelhafte Vorsätze eingebaut, beispielsweise »Ich bin ruhig und gelassen.« Die Oberstufe ist heute meist psychotherapeutisch orientiert.

Die Formeln des AT kann man im Selbststudium erlernen. Die Praxis sollte man sich aber in einem Kurs unter fachkundiger Leitung eines Arztes, Psychologen oder Psychotherapeuten innerhalb von sechs bis acht Wochen aneignen. Erkundigen Sie sich, ob Ihre Krankenkasse die Kosten für einen AT-Kurs übernimmt.

AT gilt in der Tinnitus-Therapie schwer vermittelbar. Man unterstellt, dass die konzentrierte Ruhe beim AT Ohrgeräusche lauter wirken lässt. Dennoch gibt es positive Mitteilungen über die erfolgreiche Anwendung von AT bei Tinnitus. Eine Besonderheit für Tinnitus-Patienten besteht darin, dass zu Beginn des AT die Vorsatzformel »Alle Geräusche verstärken die Ruhe.« hinzugefügt wird.

Progressive Muskelrelaxation (PMR)

Die Tiefenmuskelentspannung nach dem amerikanischen Arzt und Physiologen Edmund Jacobson (1888–1983) ist auch als Progressive Muskelrelaxation

(PMR) bekannt. Durch gezielte Aktivierung und Anspannung verschiedener Muskelpartien soll eine wirksame Entspannung erzielt werden. Der Wechsel zwischen Konzentration, Spannung und Entspannung verbessert auch die Körperwahrnehmung. Mit zunehmender Übung lernt man, mit seinen Muskeln zu arbeiten, und kann die Muskulatur bewusst entspannen. Ist ein verspannter Muskel erst einmal gelockert, bessern sich häufig auch körperliche Beschwerden und psychische Stresszustände. Wer körperlich gesund, aber öfters müde und erschöpft ist, regeneriert sich durch PMR.

Bei Tinnitus-Patienten kann insbesondere die bewusste Entspannung der Muskulatur im Kopf-Hals-Nacken-Bereich Stress abbauen.

PMR eignet sich gut dafür, Stresssituationen zu bewältigen. Verstärkt sich der Tinnitus, kann man jederzeit und überall eine bewusste Kurzentspannung durchführen. PMR entlastet auch Patienten, die subjektiv unter Ohrdruckgefühl aufgrund von Endolymphschwankungen leiden. Die PMR-Vorstellungsarbeit wird hierbei bis in die Ohren hinein weitergeführt. PMR kann in einer Übungsgruppe oder im Selbststudium erlernt und angewendet werden.

Reflexzonentherapie

Die Reflexzonentherapie zählt zu den ganzheitlich orientierten, komplementären Therapieverfahren. Reflexzonenmassage wird zudem als Entspannungsangebot im

Bereich Wellness geschätzt, eignet sich zur Gesundheits-
vorsorge und als klinische Begleitmaßnahme zur Verbesserung der Lebensqualität chronisch kranker Menschen.
Am häufigsten werden bestimmte Reflexzonen am Fuß
mit den Händen massiert, um über Fernwirkung Symptome günstig zu beeinflussen.

Hanne Marquardt, Expertin auf dem Gebiet der Fußre-
flexzonenmassage, berichtet etwa über die erfolgreiche
Behandlung eines Patienten mit linksseitigem Hörsturz,
inklusive Schwindel und Tinnitus. Die Massage umfasst
die Symptomzonen (Zehen 4 und 5 u. a.). Eine Atem-
regulierung sowie die Vermeidung von Stressfaktoren
in Beruf und Familie werden zusätzlich empfohlen. Die
Reflexzonentherapie bei chronischem Tinnitus erfordert
viel Geduld und Können vom Therapeuten.

Biofeedback

Biofeedback beruht im Prinzip auf technischen Syste-
men, die eine akustische oder visuelle Wahrnehmung
physiologischer Prozesse ermöglichen. Durch die Rück-
meldung solcher Vorgänge kann der Patient Strategien
zur bewussten Vermeidung unerwünschter Reaktionen
finden und trainieren, um beispielsweise den Zustand
»Entspannung« zu erreichen.

Studien mit Tinnitus-Patienten zeigten, dass der Leidensdruck mithilfe von einfachem Biofeedback gesenkt
werden kann. Der Unterschied im Vergleich zur Kontroll-
gruppe ist aber nicht sehr ausgeprägt. In einer weiteren

Studie wurde ein spezielles rechnergestütztes Ablenkungs- und Entspannungstraining durchgeführt, das zur verbesserten Fähigkeit der Nichtbeachtung des Tinnitus und zur Verringerung psychischer Beschwerden beitrug. Hightech am Ohr bietet die Neurofeedback-Methode: Über Oberflächenelektroden am Kopf werden Hirnströme abgeleitet, die mit Computerunterstützung so umgerechnet werden, dass die zum Tinnitus gehörende Hirnaktivität sichtbar wird. Der Betroffene trainiert dann durch gedankliche Ablenkung die »Ausblendung« seiner Ohrgeräusche. Die Feedback-Bildgebung ermöglicht so die Kontrolle des Erfolgs seiner Bemühungen. Insgesamt sind die Ergebnisse von einfachem Biofeedback bei Tinnitus sehr unterschiedlich. Neurofeedback scheint hingegen eine durchaus vielversprechende Methode zur Verbesserung der Tinnitus-Problematik zu sein.

Bewegungstherapien

Körperliche Bewegung ist ein essenzieller Bestandteil des gesunden Lebensstils. Jeder kann im Rahmen seiner Möglichkeiten Muskeln, Reaktionsvermögen und Koordination trainieren. Bewegungsmangel macht auf Dauer dick. Jäger und Sammler sind immer in Bewegung. Bewegung ist ein Schlankmacherprogramm. Davon profitieren die Muskulatur, die Stoffwechsel- und Verdauungsaktivität, die Abwehrstärke, die Stimmung und das Seelenleben. Und nicht zuletzt stabilisiert Bewegung die Psyche. Das hält auf lange Sicht geistig fit.

Am besten, Sie beginnen mit den Aktivitäten Ihres ganz normalen Lebensalltags. Wann immer möglich, gehen Sie zu Fuß, benutzen Treppen und fahren mit dem Fahrrad oder gehen einfach regelmäßig spazieren. Mindestens 30 Minuten täglich sollten es schon sein. Wenn Sie es etwas sportlicher mögen, betreiben Sie Ausdauersportarten wie Schwimmen, Joggen, Nordic Walking oder Skilanglauf. Sie können auch ein- bis zweimal pro Woche in der Rückenschule, in der Tai-Chi-, Yoga- oder Pilates-Gruppe mit Gleichgesinnten trainieren. Wer bewusst sportliche Bewegung in sein Leben bringt, verbessert sein Wohlbefinden und erhöht die eigene Lebensqualität. Bewegung ist das halbe Leben – mindestens!

Tai Chi

Tai Chi ist ursprünglich eine echte Kampfkunst. Wer den »Wind wahrnehmen« und gelassener werden will, der sollte sich mit Tai Chi beschäftigen. Tai Chi wird auch als »innere« Kampfkunst oder »Schattenboxen« bezeichnet. Der »Gegner« ist die eigene Stressproblematik – vielleicht sogar ein chronisches Ohrgeräusch. Tai Chi wird von den Krankenkassen bezuschusst.

In einer deutschen Studie mit stationären Tinnitus-Patienten wurden die Teilnehmer während eines halben Jahres zu ihrer subjektiven Einschätzung von Tai Chi befragt. 90 Prozent der Teilnehmer bezeichneten den Stellenwert von Tai Chi als »wichtig« oder »sehr wichtig«. Vor allem die depressive Stimmung hatte sich zum Ende der Therapie deutlich gebessert. Knapp 90 Prozent der Patienten fühlten sich nach einer Tai-Chi-Stunde entspannter, 83 Prozent steigerten ihre Beweglichkeit und zwei Drittel fühlten sich wacher. Vier von fünf Patienten sagten, dass ihnen das Bewegungsprogramm bei der Tinnitusbewältigung geholfen hat.

Yoga

Yoga entwickelte sich in Indien ursprünglich als spirituelle Wegbeschreibung, um durch Einhaltung bestimmter Vorgaben zur Lebensführung und durch Übungen die Balance von Körper und Seele, sogar höchste Erkenntnis allen Seins, kosmisches Bewusstsein zu erreichen. Auch die Medizin hat Yoga entdeckt und weist auf vorbeugende gesundheitsfördernde Wirkungen der Übungen hin. Viele Krankenkassen übernehmen die Kosten eines Yogakurses und immer mehr Menschen nutzen dieses Angebot. Yoga kann zur symptomatischen Besserung bei unterschiedlichen Beschwerden und Erkrankungen beitragen, bei Herz-Kreislauf-Erkrankungen, Schlafstörungen, nervösen Beschwerden, chronischen Kopfschmerzen oder Rückenschmerz. Yoga wirkt in der Regel beruhigend, ausgleichend und somit Stress mindernd. Viele Tinnitus-Betroffene erreichen durch Yogatraining mehr Stressresistenz und nachhaltige Entspannung, mehr Fitness und eine gute Kondition. Es gibt mittlerweile auch das spezielle Angebot »Yoga für Hörgeschädigte« (www.yogaeasy.de).

Feldenkrais

Moshé Feldenkrais (1904–1984), Erfinder der gleichnamigen Methode, war vielfach ausgezeichneter Physiker, Mathematiker und Judomeister. Er erarbeitete ein System, das sich mit den grundsätzlichen Fragen der Bewegung befasst: Wie ist es möglich, Leichtigkeit in der Bewegung ohne Muskelverkrampfung zu erreichen? Wie funktioniert der neuromuskuläre Vorgang? Inwiefern hängen beispielsweise Kopf- und Kieferbewegungen mit dem Becken zusammen?

Feldenkrais ist eine Therapieform, die über die Körperbewegung das Nervensystem beeinflusst. Gelernte Muster im Gehirn werden erkannt, können verändert und erweitert werden. Es handelt sich hierbei um eine neurophysiologisch orientierte Methode.

Bei diesem sensomotorischen Lernen geht es um neuromuskuläre Funktionen – also im Prinzip um den Versuch einer »Umprogrammierung« durch Vorstellungs- und (in minimalem Umfang) Bewegungsarbeit. Dadurch erworbenes Wissen kann man in den Alltag, in Beruf und Freizeit einbauen, um Muskelverspannungen und häufig nicht erklärbaren Schmerzzuständen oder anderen Beschwerden vorzubeugen.

Mit Bezug auf Tinnitus gibt es spezielle Feldenkrais-Lektionen für den Kiefer- und Mundbereich, die sehr langsam und fein ausgeführt werden müssen. Feldenkrais kann für Tinnitus-Patienten eine große Hilfe sein. Die Kosten muss man selbst tragen.

Fitness und Sport

Bewusste körperliche Bewegung im Alltag, sportliche
Betätigung, Fitnesstraining, Laufen oder Nordic Walking
sind aktive Bewältigungsstrategien, die gegen zahlreiche
chronische Beschwerden hilfreich sind. Bekannterma-
ßen wirkt Bewegungstraining antidepressiv, stärkt das
Immunsystem, das Selbstvertrauen und das Selbstwert-
gefühl. Mit zunehmend besserer Kondition werden Sie
stressresistenter, Sie schlafen wieder deutlich besser und
sind bester Stimmung. Ängste und Anspannung verlieren sich zunehmend.

Tinnitus-Patienten sollten beachten, dass Ohrgeräusche
bei sportlicher Betätigung häufig stärker wahrgenommen werden können. Der Tinnitus erscheint zunächst
ein wenig lauter, wird aber dann in der Erholungsphase
deutlich leiser und als unbedeutend empfunden.

Homöopathie

Die Tatsache, dass alle Therapien des Tinnitus mit einem
hohen Anteil an Placeboeffekten verbunden sind, spricht
eher für einen Versuch mit der Homöopathie als dagegen. Es gibt heute Studien, in denen eine Wirksamkeit
homöopathischer Mittel zu beobachten war. Somit kann
man die Homöopathie bei chronischem Tinnitus durchaus empfehlen. Hinzu kommt die Anwendungssicher-
heit, weil klassische Nebenwirkungen fehlen. Manche
Krankenkassen übernehmen die Therapiekosten. Erkundigen Sie sich.

Akupunktur

Akupunktur ist ein Heilverfahren der traditionellen chinesischen Medizin (TCM). Der Begriff Akupunktur bedeutet »Einstechen der Nadel in Akupunkturpunkte« sowie »Erwärmen der Punkte« (Moxibustion). Man kennt mehr als 360 Akupunkturpunkte und 12 Hauptmeridiane. Das Meridiansystem ist als komplexes Netzwerk zur Verteilung des Qi (»Masse«, »Energie«) im gesamten Organismus zu verstehen. Mithilfe der Akupunktur kann die Qi-Verteilung im Körper beeinflusst werden. Statt Nadeln zu setzen, kann auch eine Druckmassage mit der Fingerkuppe am Akupunkturpunkt durchgeführt werden, die dann regulierend und umstimmend wirkt (Akupressur).

◉ Bei akutem Tinnitus wird die Akupunktur als Begleitmaßnahme der HNO-ärztlichen Diagnostik und Therapie empfohlen. Der Autor einer Studie (2007) sieht die Akupunktur als wirksame Hilfe bei Störungen im Innenohr (Hör-, Gleichgewichtsstörungen). Akupunktur kann auch die manuelle Therapie gut ergänzen.

◉ Bei chronischem Tinnitus können Techniken der Ohrakupunktur eingesetzt werden (immer beide Ohren).

Die Akupunktur bietet einige Vorteile. Sie kann in der HNO-Heilkunde erstaunlich wirksam sein, hat so gut wie keine Nebenwirkungen und ist vergleichsweise preiswert. Aus China und auch im Westen gibt es Erfahrungen, die auf eine gute Wirksamkeit der Akupunktur bei Tinnitus-Patienten hinweisen. Es spricht also nichts dagegen, dass Sie sich für eine Akupunkturtherapie entscheiden, wenn die Ohrgeräusche sehr belastend sind. Manche Krankenkassen übernehmen die Therapiekosten, erkundigen Sie sich.

Tinnitus-Atemtherapie

Die Tinnitus-Atemtherapie wurde von der Heilpraktikerin Maria Holl 1995 entwickelt und wird seither mit großem Erfolg bei Tinnitus-Patienten eingesetzt (www. maria-holl.de). Es handelt sich um eine Kombination west-östlicher Entspannungs- und Therapieverfahren mit taoistisch inspiriertem Heilwissen sowie Übungen aus der Meditation, der Bioenergetischen Analyse und der sanften Selbstmassage. Das Verfahren eignet sich für Patienten mit Tinnitus, Hörsturz und Geräuschüberempfindlichkeit (Hyperakusis).

Eine Pilotstudie (2005) ergab, dass sich bei der Hälfte der Teilnehmer nach sechs Monaten die Beschwerden verbessert hatten und 80 Prozent der Teilnehmer mehr Gelassenheit und Stressresistenz erreichen konnten. Auch eine Studie der Universität Regensburg (2014) bestätigte solche positiven Wirkungen der Achtsamkeitbasierten Therapie bei Tinnitus-Patienten.

Ziel der Behandlung ist die Linderung der Belastung durch chronische Ohrgeräusche. Vielfach gelingt es damit, die Geräuschwahrnehmung zu reduzieren, Tinnitus als Stressindikator zu nutzen und aus der Resignationshaltung dem »unheilbaren« Tinnitus gegenüber herauszukommen.

Der Behandlungsplan umfasst 12 Lektionen, wobei die Erarbeitung einer Lektion pro Monat empfohlen wird. Die tägliche Übungszeit sollte etwa 5 bis 15 Minuten betragen. Die einzelnen Übungslektionen sind sehr einfach zu verstehen und anzuwenden. Ein wichtiger Bestandteil ist die Selbstmassage, die körpereigene Lusthormone aktiviert und stimmungsaufhellend wirkt.

Tinnitus-Therapie nach Maria Holl

- **Lektion 1 (Grundübungen):** Schütteln der Beine, Fuß-/Reflexzonenmassagen, Vorstellungsübungen (Füße), Ausatmung mit der Handschale (auch für Schlafstörungen)
- **Lektion 2 (Massageübungen):** Abklopfen (Gallenblasenmeridian), Körperaußenseite, Knie, Kiefergelenk, Vorstellungsübungen (Füße, Beine)
- **Lektion 3 (Beckenübungen):** Gibberisch-Sprechen, Bewegung/Lockerung/Massage, Atmung, Vorstellungsübungen (Becken, Beine)
- **Lektion 4 (Brust-Arm-Übungen):** Abklopfen, Lockern (Schultern, Arme, Zwerchfell), Ganzkörperwahrnehmung, Vorstellungsübungen (Sitzverwurzelung), Schlafstörungen bewältigen
- **Lektion 5 (Wahrnehmungsübungen):** Fühlen, Nierenreiben

In den Übungsgruppen wird viel gelacht. Lachen ist definitiv gesund und heilkräftig! Zudem enthält das Übungsprogramm Elemente eines Aufwärmtrainings, wie es etwa für Schauspieler empfohlen wird. Alles in allem ein praxistaugliches und effektives Verfahren, mit dem man (trotz Tinnitus) wieder voll und ganz, mit Lust und Liebe am prallen Leben teilnehmen kann.

- **Lektion 6 (Händeübungen):** Handmassagen
- **Lektion 7 (Rückenübungen):** Abklopfen, Lockerung, Massage, Spannung/Entspannung, Vorstellungsübungen
- **Lektion 8 (Gesichtsübungen):** Vorstellungsübungen (Gesicht, Augen, Ohren), äußeres Gesicht
- **Lektion 9 (Beinübungen):** Beininnenseite, Knieauge, Vorstellungsübungen (Verwurzelung)
- **Lektion 10 (Achillessehne):** Massage, Kulipunkte (Entspannungspunkte aus der chinesischen Medizin)
- **Lektion 11 (Nacken-Schulter-Übungen):** Massage, Tanzen, Paddeln (mit den Schultern)
- **Lektion 12 (Sonne-und-Mond-Übung):** gedankliches Ohrenputzen, Vorstellungsübungen (Sonne und Mond)

Hilfe zur Selbsthilfe

Für viele Menschen, die von chronischen Krankheiten oder Problemen betroffen sind, ist der Erfahrungsaustausch mit anderen Betroffenen äußerst hilfreich. Man kann sich gegenseitig Mut machen, Problemlösungen diskutieren und gemeinsam eine Therapie absolvieren. Die Deutsche Tinnitus-Liga (DTL: www.tinnitus-liga.de) ist die weltweit größte Selbsthilfeorganisation für Tinnitus-Patienten.

Das Herzstück der DTL-Aktivität ist die Arbeit in den Selbsthilfegruppen. Sie bieten die erste Möglichkeit, Kontakt mit Leidensgenossen aufzunehmen. So gibt es etwa individuelle telefonische Beratungen zu therapeutischen oder sozialrechtlichen Fragen sowie Empfehlungen für Beratungen durch HNO-Ärzte, Psychotherapeuten, Rechtsanwälte oder klinische Einrichtungen.

Register

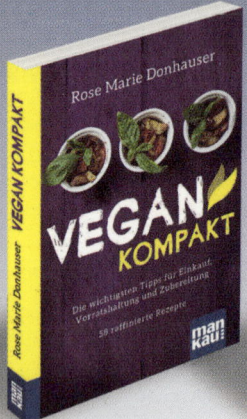
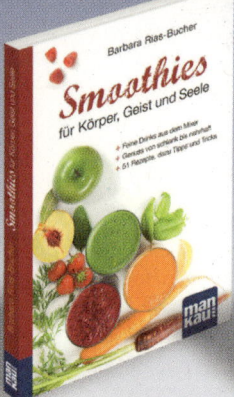
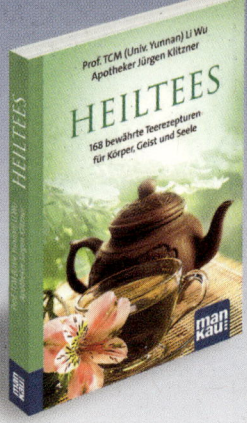

Rose Marie Donhauser
Vegan kompakt
ISBN 978-3-86374-252-2

Dr. Barbara Rias-Bucher
Smoothies
ISBN 978-3-86374-164-8

Dr. Li Wu / Jürgen Klitzner
Heiltees
ISBN 978-3-86374-184-6

Weitere Titel aus unserer Kompakt-Reihe:

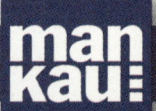